Tilman Riemenschneider

Text von Leo Bruhns

Aufnahmen von

Helga Schmidt-Glaßner

Karl Robert Langewiesche Nachfolger

Hans Köster Königstein im Taunus

Die Photos für die Seiten 5, 19, 36, 37, 38, 39 stellte liebenswürdigerweise der Photoverlag
Leo Gundermann, Würzburg und das Photo für Seite 53 der Verlag A. Ohmayer, Rothenburg o. d. T., zur Verfügung

Herstellung der Druckstöcke: Brend'amour, Simhart & Co., München

ISBN 3-7845-3220-9

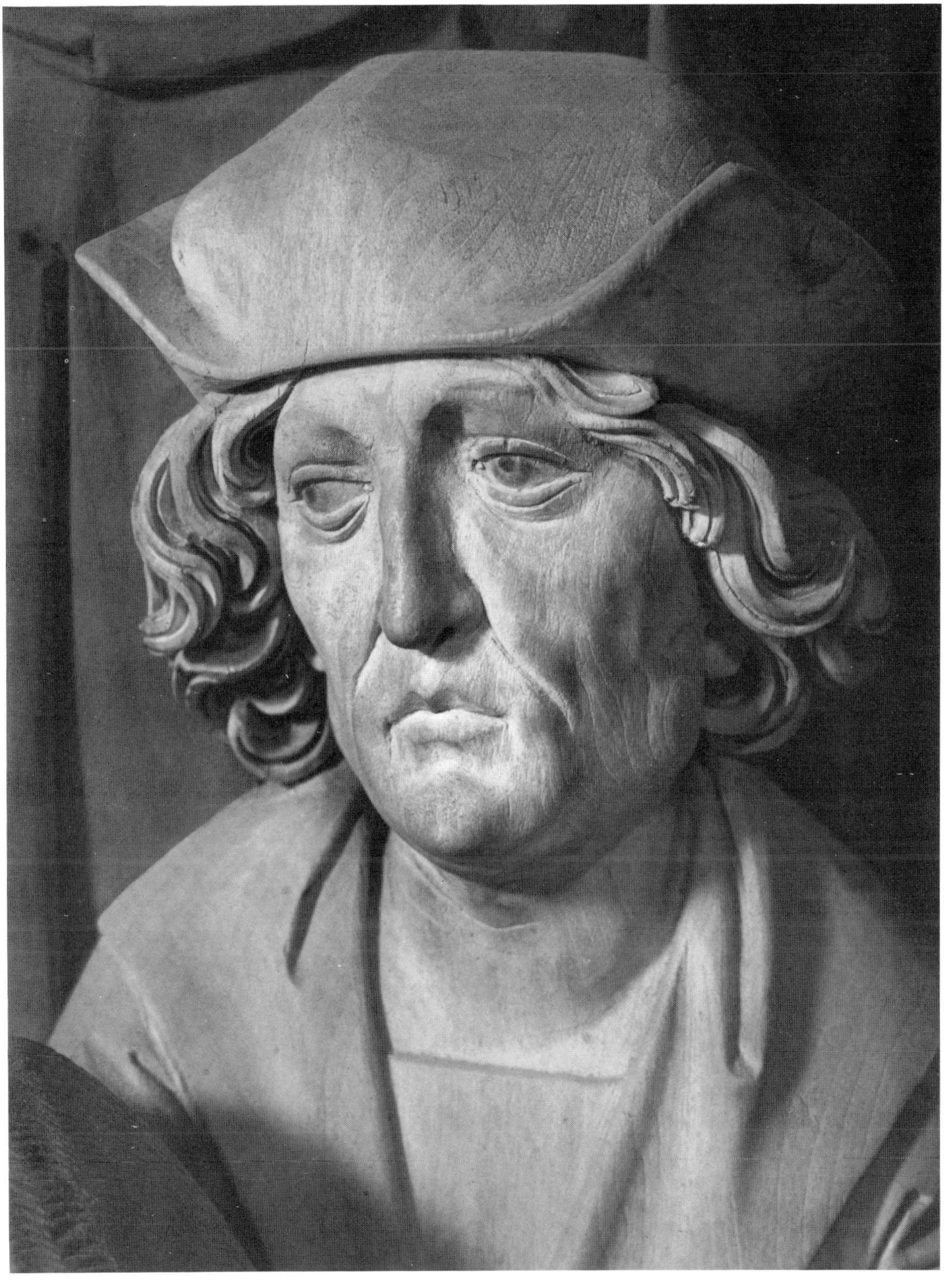

Selbstbildnis Riemenschneiders

Aus der Predella des Marienaltars in Creglingen

TILMAN RIEMENSCHNEIDER

Kein deutscher bildender Künstler der Vergangenheit oder Gegenwart scheint dem Herzen seines Volkes heute so nahezustehen wie Tilman Riemenschneider, der Bildhauer und Bildschnitzer von Würzburg. Denn mit kaum einem anderen hat sich die Forschung im letzten halben Jahrhundert so nachhaltig beschäftigt, die Arbeit der Kunsthistoriker aber wurde durch Photographen ergänzt, und Abbildungen der Werke fanden den Weg zu vielen, denen sie Freunde und Tröster geworden sind. Und doch war es ein Verblichener, ja völlig Vergessener, der durch solche Bemühungen neu erweckt worden ist. Schier unglaublich erscheint es uns, daß weder Goethe noch die Romantik von Riemenschneider etwas gewußt haben. Sein zu Lebzeiten berühmter Name war im Zeitalter des Barocks so sehr verklungen, daß erst der Historismus des 19. Jahrhunderts ihn wieder entdecken mußte. Dieses geschah halb zufällig im Jahre 1822, wo ein Würzburger Lokalpatriot einen verwitterten Grabstein, der unbeachtet in der Nähe des Domes die Jahrhunderte überdauert hatte, genauer betrachtete und seine Inschrift entzifferte. In ihr wurde der 1531 verstorbene „ehrsame und kunstreiche Bildhauer" genau benannt: man begann nach Werken von ihm Umschau zu halten, 1849 erschien auch schon das erste Buch über ihn, aber nur sehr langsam und unter vielen Irrtümern kehrte ein Edler, der ganz entrückt war, nicht als Verklärter, sondern Klargewordener zu seinem Volke zurück. Noch zu Ende des vorigen Jahrhunderts konnte ein Gelehrter vom Range Wilhelm Bodes in seiner „Geschichte der Deutschen Plastik" den Creglinger Altar von Riemenschneider trennen und einem besonderen Meister zuschreiben. Andere teilten später mit freigebigen Händen fast alles der einen großen Werkstatt zu, was sich in Unterfranken und Nachbarschaft an Schnitzwerken der sogenannten Spätgotik erhalten hatte, wobei diesen Übereifrigen zugute gehalten werden muß, daß in der Tat in den Jahrzehnten zwischen 1490 und 1525 nur recht wenige Bildwerke in der damals sehr fruchtbaren Bischofsstadt am Main und für ihre Umgebung geschaffen worden sind, die sich nicht irgendwie zur „Schule" Riemenschneiders bekennten. Heute weiß man zwischen Meister, Werkstatt und Umkreis zu unterscheiden, besonders dank der Forschungen von Justus Bier, die von vielen anderen Gelehrten bestätigt oder ergänzt worden sind. Man hat Riemenschneider vieles genommen, was seiner nicht wert war, ihm dafür aber auch manches wiedergeben können, denn von seinen vielen urkundlich beglaubigten Schnitzaltären, die für untergegangen galten, ist einer, den er für die Reichsstadt Windsheim geschaffen hatte, in wesentlichen Teilen in Heidelberg wieder aufgetaucht, und auch andere Sammlungen oder Kirchen haben einiges zu den echten Werken beigesteuert. Der letzte Krieg, der Würzburg so grausam zerstörte, ist auch für Riemenschneider nicht ohne Verluste gewesen, doch blieben seine Hauptwerke alle erhalten zu dauernder Erquikkung einer nach Frieden dürstenden Welt. – Denn die Sehnsucht nach jenem Frieden, der „höher als alle Vernunft ist", dürfte an der Liebe sehr beteiligt sein, die gerade Riemenschneider genießt. Voller Unruhe war von jeher die menschliche Seele, bis sie zu Gott gefunden hat, der die Ruhe ist. Wer aber findet die Kraft, sich ganz für das Göttliche zu entscheiden? Empfänglich sind viele, gotterfüllt nur sehr wenige. Die Religion vermag über so manchen nicht mehr zu herrschen, aber er empfängt von ihr noch dankbar Grüße durch die Kunst.

Wo die Kunst uns bei sich aufnimmt, da vergessen wir die Ketten, welche die harte Welle des Willens um uns schlägt, da gibt es kein Müssen mehr, da gilt nur noch die Hingabe. Und diese Hingabe ist am leichtesten, wo reine Sanftmut uns empfängt. Tilman Riemenschneider aber gehört zu den Sanftesten unter den Bildhauern. Seine Sanftmut hat jedoch mit Glätte nichts gemein, sondern aus dem Wellenschlag irdischer Unruhe glänzt bei ihm die Ruhe Gottes.

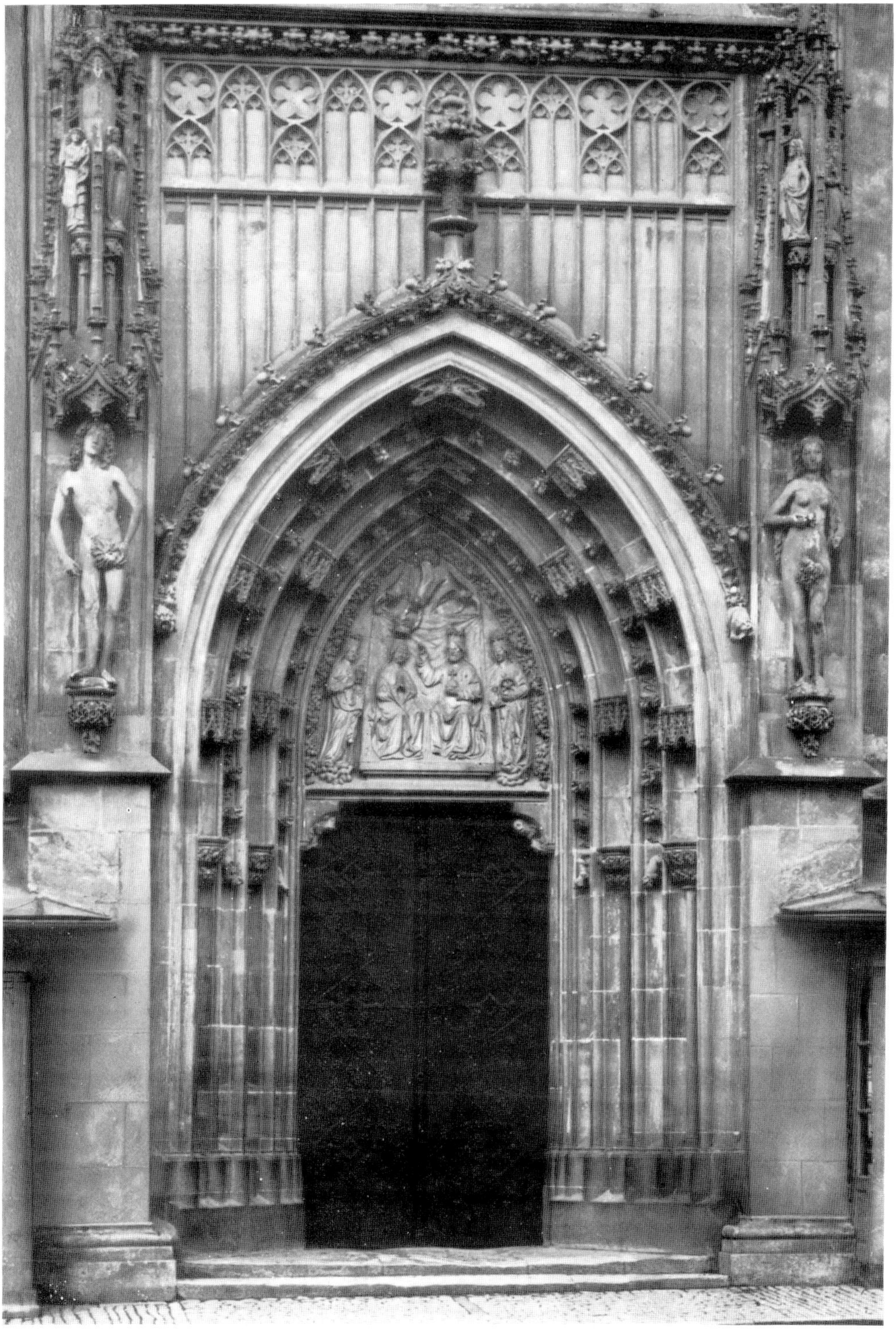

Südportal der Marienkapelle in Würzburg

Aufnahme um 1890

Er war ein Meister der deutschen Spätgotik, dies aber bedeutet nichts anderes, als daß seine Formensprache kleinteilig ist, zergrübelt ganz buchstäblich zu zahllosen Gruben und Grübchen, zu Lockengekräusel und Gewandfalten, zu Biegungen und Brechungen. Im äußersten Gegensatz zum Athen des Perikles oder zum Rom der Flavier haben ihm zum Ausdruck seiner Gedanken nicht etwa ganz wenige große Buchstaben genügt, sondern er bedurfte vieler kleiner, aber diese alle stellte er in den Dienst des Suchens nach dem Einen, eben des Friedens, der bei Gott ist. Unter den Aufgaben, die ihm gestellt wurden, sind nicht wenige dem Gesetz, das in ihm waltete, besonders entgegengekommen.

Die Sitte, Fürsten und vornehme Herrschaften durch Grabmäler zu ehren, an denen sie dargestellt wurden, war besonders seit dem 14. Jahrhundert in Deutschland weit verbreitet. Unterfranken mit seinen Bischöfen und seiner zahlreichen Reichsritterschaft bot besonders viele Gelegenheiten, und so finden wir denn auch Riemenschneider immer wieder beim Meißeln am heimischen Sandstein oder auch am Salzburger bunten Marmor. Auch wenn er dem Auftrage nur rein sachlich gerecht wurde, wie z. B. bei einem Frühwerk, dem Grabstein des Ritters Eberhard von Grumbach in der Dorfkirche von Rimpar, suchte er doch durch schmerzlich zusammengekniffene Lippen, auch durch die Sanftheit der Löwen, welche Wappenschilde halten, eine Erweichung des Gemüts in die scharflinige Starrheit des Gepanzerten zu bringen. Was er zu Ende der achtziger Jahre nur anzudeuten wagte, dem gab er sich um 1500 gefühlsselig hin, denn sein Konrad von Schaumberg in der Marienkapelle zu Würzburg neigt das lockenschwere Haupt aus der Rüstung heraus, wie eine Blume ihren Kelch aus allzu engem Glase: eine müde schöne Seele, die der Daseinshärte entsteigt. Den Gerüsteten mag soviel Zartheit nicht gemäß gewesen sein, mit wahrer Andacht aber hat Riemenschneider seinem greisen Landesherrn, dem 1495 mit hundert Jahren verstorbenen Bischof Rudolf von Scherenberg, der mit Umsicht regiert hatte, in seinem Dom ewigen Frieden vermittelt. Noch drückt die schwere Mitra das runzelreiche Haupt, noch suchen die Hände Schwert und Pedum zu halten; noch spielt das Leben durch die Falten der Gewandung, doch das Antlitz ist welk, die Augen suchen das Oben, und was der alte Mann zu erhoffen scheint, dem bringen Engel die Verheißung. Denn Geflügelte mit wehenden Locken tragen zum Himmel empor, was auf Erden fest verwaltet worden war: die Schilde des Bistums Würzburg und des Herzogtums Franken. Die Bürde langen Lebens und die Würde hohen Alters vereinen sich zum Aufblick, ja zur Heimkehr in das Höhere. Auch dem Kleinsten geht der Meißel des Spätgotikers nach, aber das Ganze hat Größe wie nur wenige deutsche Grabmäler.

Nicht nur Grabmäler mit Bildnissen, sondern auch Epitaphien mit Andachtsbildern, besonders aber Statuen für den Kirchenschmuck sind in der Würzburger Werkstatt aus Stein gemeißelt worden. Der bevorzugte Werkstoff blieb aber doch das Holz, denn bevor die Reformation in alles Kirchliche eingriff, blieb der Altarschrein mit Flügeln des Gotteshauses Herz, der Kern dieser Gehäuse aber eine Aufgabe des Schnitzers. Wenn anderswo den Malern die farbige Fassung des Geschnitzten, vor allem aber die Historien auf den Flügeln zufielen, so zeigte sich das hohe Ansehen Riemenschneiders auch darin, daß seine Auftraggeber auf die Mitwirkung der Nachbarkunst verzichteten und alles nur ihm und seinen Gesellen überließen. Die Altäre, die bei ihm bestellt wurden, bedurften der Mitarbeit nur des Schreiners, denn die Farbe erschien überflüssig, ja verderblich bei Figuren, die von Linienmusik erzitterten und deren Oberfläche so reich war, daß fremdes Dazutun nur störend gewesen wäre. An manchen Orten hat freilich die Anpassung an das Gewohnte nachträglich doch noch für Farbigkeit gesorgt, dem Schönsten aber unter den Meisterwerken ist solche Verletzung der künstlerischen Absichten erspart geblieben. Von allen Wandlungen des Stilempfindens und aller Zerstörungslust verschont, hat inmitten des Herrgottskirchleins bei Creglingen an der Tauber jener zarte Altar seine Jungfräulichkeit bewahrt, der neben den Hauptwerken der Michael Pacher, Veit Stoß und Gregor Erhart den höchsten Ruhm

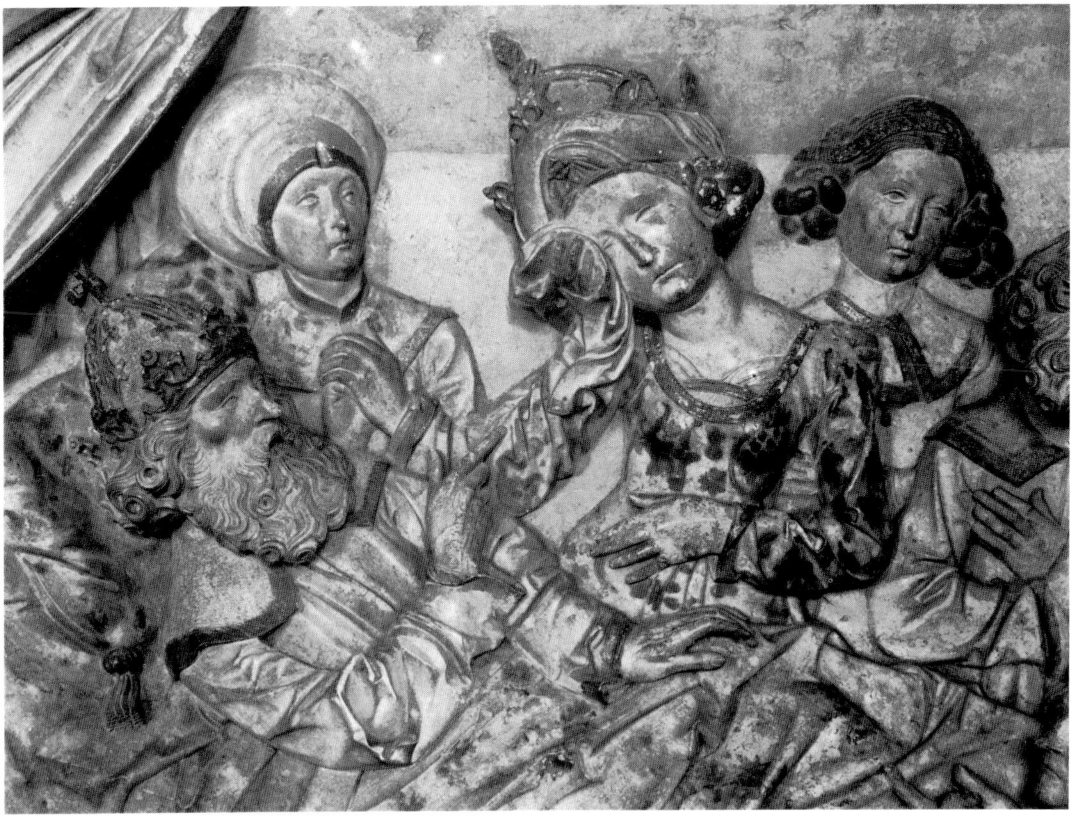

Der Tod des Kaisers (Ausschnitt)

Kaisergrab im Bamberger Dom

der spätgotischen deutschen Schnitzkunst verkündet. Die heutige Friedhofskapelle ist zugleich eine Wallfahrtskirche, denn eine wundertätige Hostie wird in ihr aufbewahrt. Der Gnadenaltar steht deshalb in der Mitte des kleinen Raumes, sein Schrein ist wie eine gotische Kapelle gestaltet, und geschnitzte durchbrochene Fenster machen auch seine Rückseite lebendig. Wie eine halbdunkle Hauskapelle, die aber dem Lichte sich öffnet, soll der Schrein erscheinen, denn in ihm hat sich eben „Mariae Schiedung" vollzogen, das Sterben der Gottesmutter, die in Gegenwart der Apostel sogleich emporgehoben wird ins himmlische Reich. Von einem Totenbett, einem Dahinsinken mochte Riemenschneider nichts wissen: Maria war ihm nur Seele, die ohne Schwere entrückt wird, war ihm die ewige Jungfrau, die Königin der Engel, war ihm vor allem auch Fürbitterin für die irdische Welt. So leicht wie ein besonnter Nebel steigt sie aus Klüften empor, an das Gezweig von Waldbäumen erinnert das spätgotische „Gespreng", ein Kielbogen zieht nach oben in jene höhere Welt, wo die Krönung zur Himmelskönigin durch die Dreieinigkeit ihrer wartet. Fünf emporbrausende Geflügelte bemühen sich um die Betende, sie selbst aber ist ganz still, jeder Anstrengung entrückt, nur noch Spiegel der göttlichen Gnade, die sich uns Untenbleibenden mitteilt. Denn unser sind die zwei Gruppen kauernder Apostel, die niedergedrückt, zusammengesunken, zusammengedrängt der Menschenwelt vorstehen. Ein Dikkicht von knorrigen, zum Teil halbverdorrten Gewächsen, auseinandergerissen vom Sturm, erzitternd und erschauernd. Doch ganz nach oben gewandt; wie mit zahllosen Blättern dem Lichte

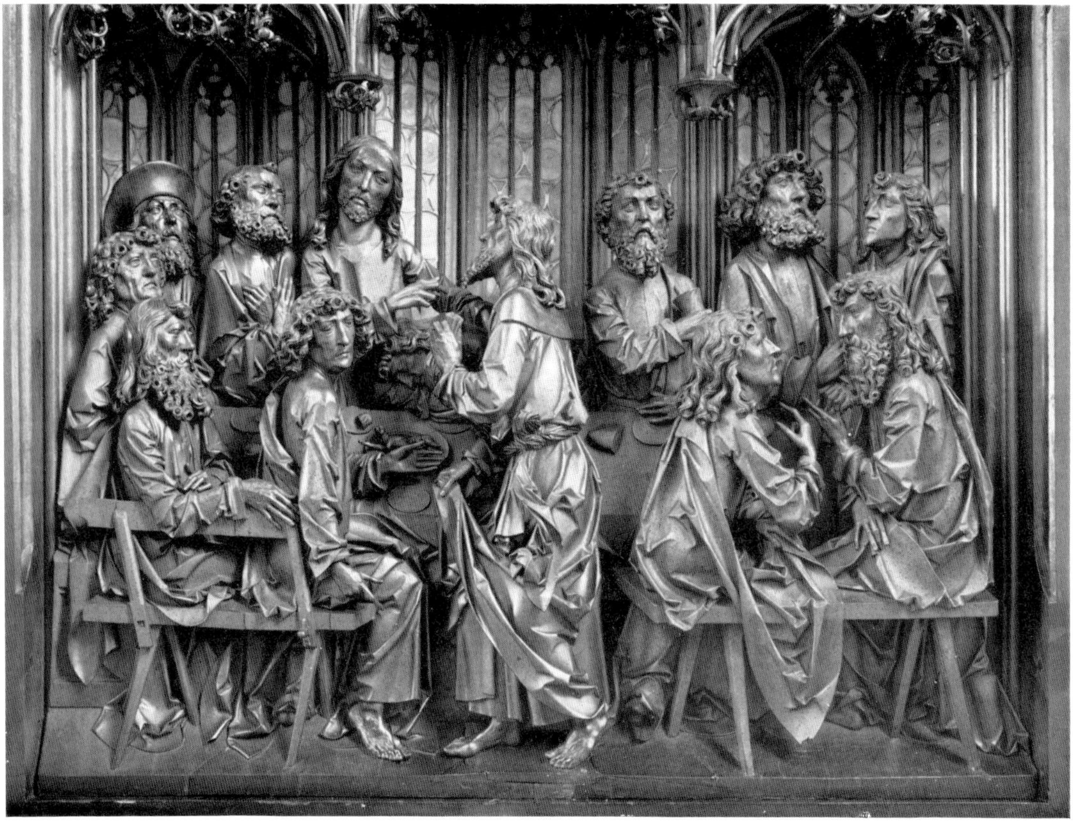

Abendmahl

1501–1504, im Schrein des Heiligblutaltars in Rothenburg o. d. Tauber

zugekehrt, das über Baumkronen dahinspielt. Wenn Frömmigkeit nichts anderes ist als feste Hinwendung zum Göttlichen, so sind die Creglinger Apostel ganz und gar erfüllt von jener tiefen und starken Gottesfurcht, die in den Jahrzehnten um 1500 das deutsche Volk erschütterte, erhob und veredelte. Sie verkörpern ein Volk von Mühseligen und Beladenen, ihr Körperliches an sich kann weder stark noch schön sein, nur was in der irdischen Form an Innerlichkeit lebt, ergriff den Künstler und verdichtete sich zu Gewandfalten. Verdichtete sich zu Bärten, lockigen Häuptern und Runzeln, inmitten all des Wirren aber blüht es auch wie von Rosen, denn zwischen den vielen Alten empfangen auch zwei glatte Gesichter den Glanz der Himmelfahrt: unten rechts der Jüngling Johannes, links oben Philippus. Diese beiden bekennen mit Petrus am hellsten die frohe Botschaft. Sollten die Deutschen je vergessen, was Evangelium und Sakrament ist, in diesen reinen Gefäßen fänden sie sie wieder.

Das Thema weiblicher Hingabe zu stiller Empfängnis des Himmlischen war von Riemenschneider schon einmal, 15 Jahre früher, behandelt worden. Denn der Creglinger Altar ist nach der heute verbreiteten Meinung um 1505 begonnen worden. 1490 aber hatte der damals erst ungefähr dreißigjährige Würzburger Meister seinen ersten großen Auftrag erhalten, den für den Hochaltar der Pfarrkirche zu Münnerstadt in Franken. Dort war die Entrückung der Büßerin Magdalena in die Welt der Engel der Hauptgegenstand gewesen. Unbekleidet, nur von ihrem Haupthaar und vielen Härchen bedeckt, war die unverändert Jugendliche als Emporgetra-

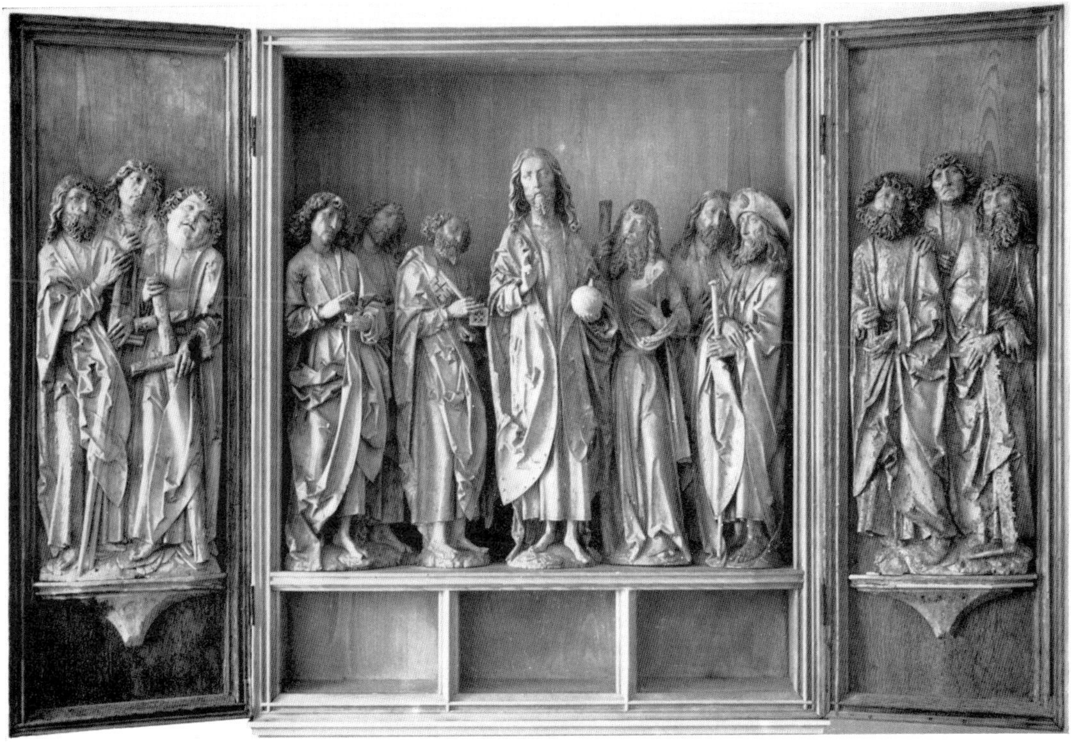

Apostelaltar aus Windsheim

1507–1509, jetzt im Kurpfälzischen Museum, Heidelberg

gene geschnitzt worden. Mit den begleitenden Engelchen wie eine Vorstudie zu Creglingen hat die Nackte zwar nichts Entblößtes, ist sie eher erleichtert vom Irdischen, wirkt sie aber doch ein wenig arm im Vergleich mit der werdenden Königin des Himmels, deren Gewandreichtum verkündet, wie voller Gnade sie sein wird. Auch Magdalenens Hände waren des Betens sehr kundig, die Ohnegleiche im Gnadenaltar aber läßt die ihrigen sich erheben wie zu einem langen gotischen Spitzbogen, fort vom Irdischen, nur noch Himmelsgruß.

Was Hände zu sagen vermögen, diese nächst dem Gesicht allermenschlichsten Gliedmaßen; wie sie nicht nur zum Arbeiten, auch zum Beten bestimmt sind, wie ihre Finger, ihre Adern einem Saitenspiel gleichen, das hat Riemenschneider gewußt, das lerne man bei ihm.

Der Gnadenaltar in Creglingen will uns mit sanften Händen aus irdischer Enge zur Seligkeit emporführen, im Heiligkreuzaltar der Dorfkirche zu Dettwang an der Tauber (wohin er 1653 aus Rothenburg gebracht worden ist, wahrscheinlich aus der dortigen Michaelskapelle, dem „Beinhaus" der Pfarrkirche), verheißt ein mildester Heiland vom hohen Kreuz herab die Erlösung. Er hat gelitten und ist gestorben, doch sein geöffneter Mund scheint nicht allein von Todesqualen, auch von Liebesworten erfüllt: sie gehn hinunter zu den Seinen, die in ihrem zusammengekrampften Schmerz zugleich auch schon die festgeschlossene Gemeinde verkörpern. Auf der anderen Seite haben sich seine Feinde wie zum Nachdenken beruhigt, ja beinahe wie zur Umkehr, denn der göttliche Wille ist offenbart, die Passion hat sich zur Stille des Karfreitagabends beruhigt, alles Menschliche unterstellt sich der einen großen Entscheidung. Nur den Liebenden aber vermag der Künstler echte Teilnahme zu schenken, denn im Gegensatz zu sehr vielen seiner deut-

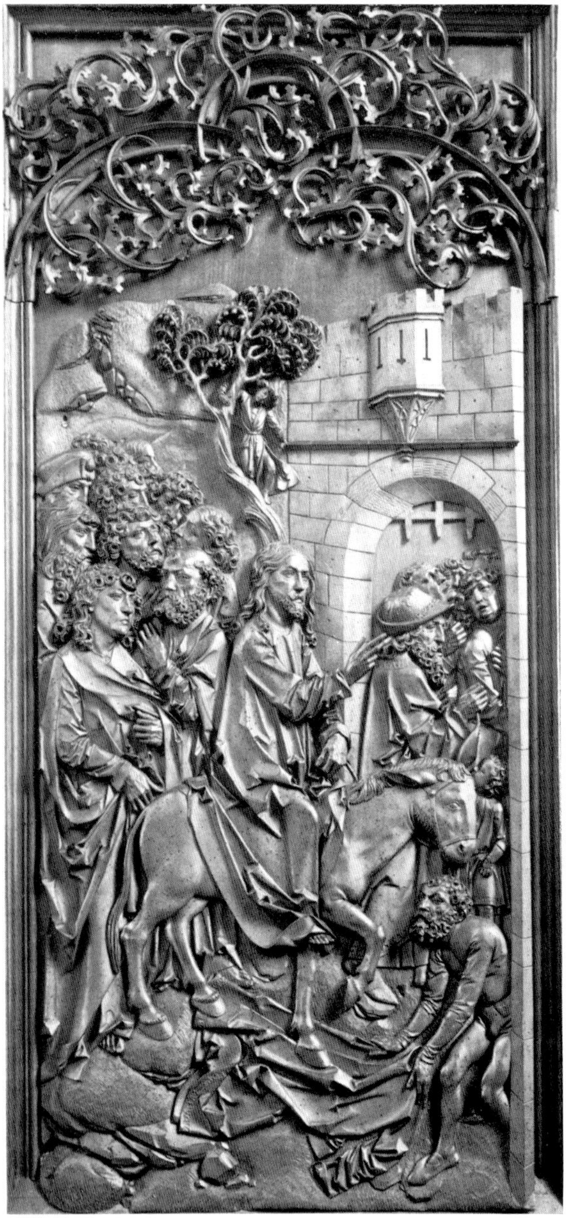

Einzug in Jerusalem

Linker Flügel des Heiligblutaltars in Rothenburg ob der Tauber

schen Zeitgenossen hat Riemenschneider wenig Sinn weder für den Haß noch für die Qualen. Das Schmerzliche war ihm tief vertraut, doch seine seelenvollen Gestalten leiden immer nur von innen her, nicht aus körperlicher Ursache. Auch wenn er den heiligen Sebastian in seinem Martyrium darzustellen hatte (die Museen von München und Würzburg besitzen die Beispiele dafür), gab er den Pfeilen wohl die Aufgabe, den Körper zu verwunden, den Wunden aber nicht die Macht, über den edlen Gram des anmutigen lockenumwallten Jünglingshauptes zu siegen. Wie gottergeben ist die Stille seiner Marien unter dem Kreuz, dieser Liebsten seines Schnitzmeißels, dieser Mitwissenden der Erlösung. Wie hat er dem Heiland reine Güte zu geben gewußt, wieviel Ernst, aber niemals Strenge; wie zwanglos steht Christus als Herr inmitten der Reihe seiner glaubensvollen Apostel in dem aus Windsheim stammenden Heidelberger Schrein. Mehr als einmal mußte der Meister an den Flügeln seiner Altäre die einzelnen Szenen der Passion zu Worte kommen lassen: vermieden wurden die Geißelung, Dornenkrönung, Kreuztragung, bevorzugt der Einzug in Jerusalem, das Gebet in Gethsemane, auch der Ostermorgen mit Auferstehung und Noli me tangere. Das von den deutschen Schnitzern nur höchst selten behandelte Thema des heiligen Abendmahls war ihm gewiß willkommen, als der Rothenburger Rat im Jahre 1499 einer hochverehrten Reliquie des Blutes Christi, die in der Pfarrkirche St. Jakob aufbewahrt wurde, eine neue würdige Fassung zu geben beschloß. Der Schrein wurde wie in Creglingen in eine fensterreiche gotische Kapelle verwandelt, sein feierlicher Inhalt wurde schon dadurch betont, das eigentliche Sakrament, die Austeilung von Brot und Wein dagegen vermieden. Die Apostel, die auf Bänken um den langen Tisch herumsitzen, scheinen zum Empfangen wohl bereit, gereicht aber wird der Bissen nur dem Verräter Judas, der, aufgestanden, gleich verschwinden wird, der die Mitte einnimmt, aber im Profil nach rückwärts gewandt dem zu, den er verderben will. Dort begegnet er, der Beutelträger, der Hand und den Augen des Heilands, dessen geneigtes Haupt alle Apostel überragt, über dessen Scheitel eine gotische Konsole schon die Dornenkrone andeutet. Wie schwelendes Feuer knistert die Unruhe durch die Jüngerschar, still handelt und kündet allein das Licht der Welt. – Als dieses Abendmahl von 1499 bis 1505 für die fränkische Reichsstadt geschnitzt wurde, war das gemalte von Leonardo in Mailand schon vorhanden. Denkt man an dessen Monumentalität, wirkt das deutsche Werk doppelt bürgerlich Riemenschneider hat sich gewiß als Handwerker gefühlt und seine Zeitgenossen haben ihn nur als solchen hochgeachtet. Er lebte im Beschränkten, nicht auf der Menschheit stolzen Höhen. Im Engen atmet sein Reichtum stets ins Innerliche zurück, alles Heroische, Erobernde, Expansive ist ihm fremd. Im gleichen Jahr 1499, wo er den einzigen noch am alten Ort (wenn auch nicht an der ursprünglichen Stelle) erhaltenen unter seinen vielen Rothenburger Altären begann, übernahm er auch einen Auftrag für den Bamberger Dom, nämlich das Grabmal der heiligen Stifter Heinrich und Kunigunde, wofür der marmorähnliche Solnhofer Kalkstein vorgesehen war. Ein mittelalterliches Kaiserpaar sollte in vielen Bildern geehrt werden: leicht lesbare Klarheit wurde den Reliefs wohl zuteil, warm empfunden, gut erzählt sind fast sämtliche Szenen, nur kaiserlich sind sie nicht, allzu volkstümlich wird berichtet. Nun war das Deutschland Riemenschneiders trotz Kaiser und Reich, trotz Fürsten und Rittern ein vom Bürgertum bestimmtes, aber es fehlten in ihm doch keineswegs die starken und kühnen Meister, die auch das Heldenhafte, Herrscherhafte zu erfassen verstanden. Der Strom des deutschen Kunstschaffens hatte damals viele Arme und nicht wenige strebten von selbst der weltoffenen Renaissance zu. Riemenschneider hat sich dieser durchaus nicht ganz verschlossen. Das zweite seiner Bischofsgrabmäler im Würzburger Dom, das des Lorenz von Bibra (der 1519 starb, sein Denkmal aber schon zu Lebzeiten 1516 bestellte), wird dem Daseinsgefühl einer neuen Zeit zwanglos gerecht, denn hier ist ein körperschöner Würdenträger gegeben, ein ruhig waltender Kirchenfürst ohne Hinweise auf ein Höheres. Das Werk macht auch in diesem Fall seinem Meister Ehre, wer aber dächte nicht beim Namen Riemenschneider eher an den Scherenberg, und wer suchte nicht

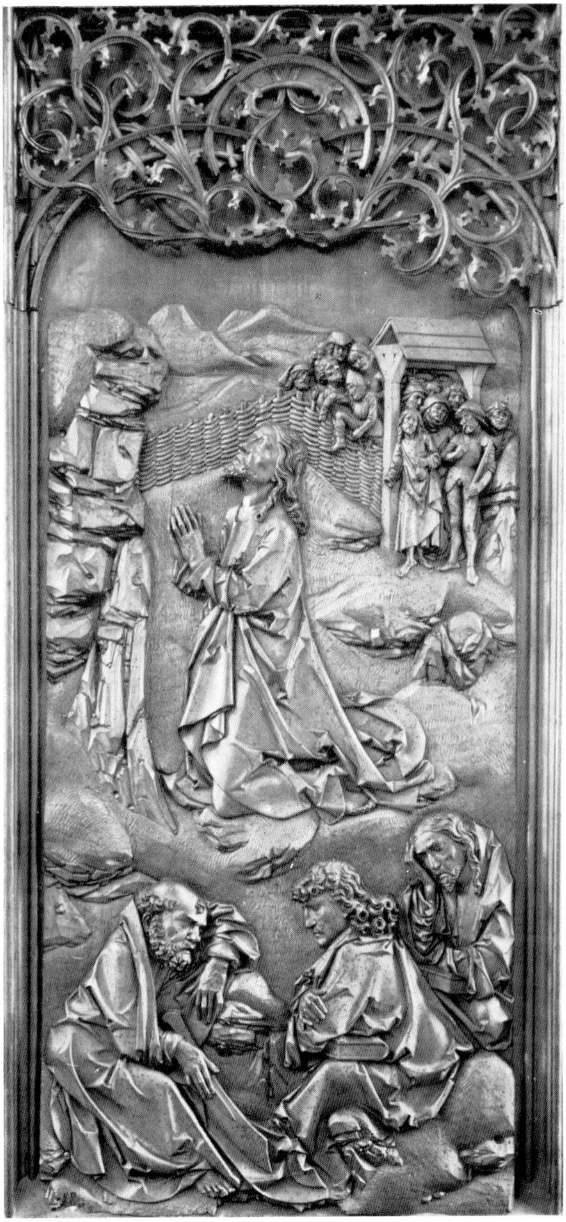

Gethsemane

Rechter Flügel des Heiligblutaltars in Rothenburg ob der Tauber

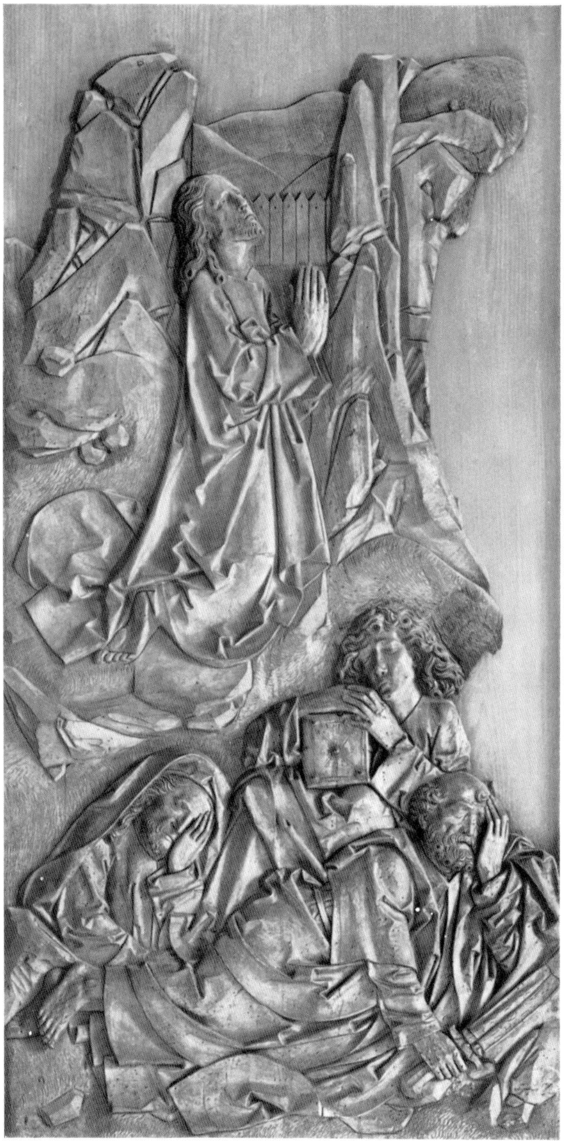

Gethsemane

Linker Flügel des Heiligkreuzaltars in Dettwang

die besondere Leibesschönheit seiner Geschöpfe, vor allem in seiner Frühzeit, beim ersten Menschenpaar? 1490 beschloß der Würzburger Rat die Entfernung veralteter Figuren vom Seitenportal der Markt- und Marienkapelle. Der neue Adam sollte bartlos und jugendschön sein, und daß Eva ihm entsprechen müßte, verstand sich wohl von selber. 1491 und 1493 wurden die beiden Sandsteinstatuen fertig als Musterbeispiele der Spätgotik in ihrem Verhältnis zum Nackten. Nicht das feste Stehen auf wohlgegründeter Erde war dieser ersten Kinder Gottes wichtigste Aufgabe, sondern die auf Konsolen hoch aufgestellten behielten etwas Schwebendes, blieben der Engelwelt nahe auch im zarten Umriß und der stillen Reinheit. Zwar deuten die Schamzweige schon den Sündenfall an und Adams gesenktes Lokkenhaupt ist voll Riemenschneiderscher Schwermut. Aber Eva ist trotz des Apfels noch ganz Blume des Gartens Eden, ihre Haut ist wie gebadet vom Morgentau des Paradieses, und auch Adam scheint nicht geschaffen, um Dornen und Disteln zu bekämpfen. Nicht ohne Sinnlichkeit sind die Nackten, aber neben dem Kirchenportal unter gotisch steilen Baldachinen wiesen auch sie einst nach oben: die ersten Sünder freilich, aber auch Ahnungen des Heiligen.

Eine andere Würzburger Kirche, das Neumünster beim Dom, erhielt damals von Riemenschneider eine steinerne Madonna, eine blühende, glückliche, aber sinnende junge Frau, auf deren Arm das spielend nach seinem Füßchen greifende Kind ebenso daseinsnah erscheint wie in ernste Zukunft hineinträumend.

Am Ende des Künstlerlebens entstand, ebenfalls aus Stein, die Beweinung in Maidbronn als Hochaltar einer Nonnenkirche. Unter den drei Kreuzen, zwischen denen noch zwei Trauerengel schweben, hat sich die Liebe zusammengefunden zur Klage um den Herrn, aber keinem der neun Beteiligten ist Lautes gestattet. Wohl schluchzen die Frauen in vorgehaltene Tücher, wohl sind die Männer von Tätigkeit noch nicht genesen, für ein Selbstporträt des Bildhauers gilt ein Bartloser mit dem Salbentopf. Aber dieser Chor bleibt doch fast stumm, die Melodie des Schmerzes erklingt unten im Vordergrund im unvergeßlichen Adagio der konzentrierten Gruppe des trauervollen Bärtigen, der den Leichnam stützt, und der knienden

Mutter mit der Hand des Sohnes in der ihrigen. Das Vesperbild, das alte deutsche Thema der Pieta, war von Riemenschneider schon sehr früh in dem vor kurzem gereinigten und dadurch seiner meisterlichen Originalschönheit wiedergegebenen Altar von Groß-Ostheim, dann später besonders gern als Dreiklang gestaltet worden: es gibt Reliefs in Holz und Stein, die von ihm erfunden sind, wenn sie wahrscheinlich auch nur von Gesellen ausgeführt wurden. Die Maidbronner Klage hat den reinsten und tiefsten Ton unter all seinen Schwermutsliedern, und sie schließt denn auch aufs würdigste sein Lebenswerk ab, vor dem tragischen Ausgang dieses Lebens selbst. Heute erntet Riemenschneider die Dankbarkeit seines Volkes, seine irdische Laufbahn aber schloß beinahe auf dem Richtplatz, denn auch er wurde das Opfer einer politisch wirren Zeit. Wir kennen seine Biographie; sie hat sonst nichts Erregendes. Geboren am Harz, aber früh nach Würzburg gekommen, nach Wanderjahren wohl am Oberrhein und jedenfalls auch in Schwaben, gelangte er im Jahre 1485 zur Meisterwürde und sehr bald auch zu Wohlstand. Er war viermal verheiratet, und die Namen seiner Ehefrauen und Kinder hat man in den Archiven ebenso entnommen wie seine vielen Ämter im Stadtregiment. Seit 1520 wurde er mehrmals zum Bürgermeister gewählt, und dies wurde ihm zum Verhängnis, denn die Bischofsstadt Würzburg erhob sich gegen ihren geistlichen Herrn und schloß sich dem Bauernaufstand an. 1525 war das Jahr dieser blutigen Katastrophe, die dem schuldigen Bürgermeister schwere Kerkerhaft eintrug und außer dem Amt auch einen Teil seines Vermögens kostete. Die sechs letzten Lebensjahre waren dunkel und leer, Vergessenheit folgte später, viele Werke gingen zugrunde – wir Heutigen aber lieben Mainfranken als Riemenschneiders Land und preisen den Meister, der so Liebenswertes geschaffen hat.

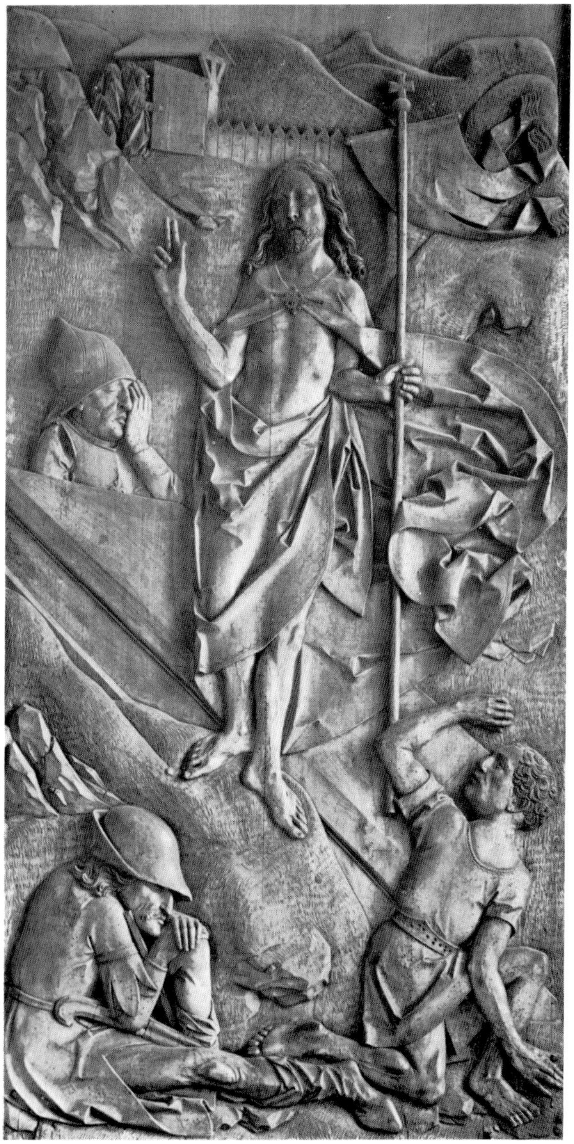

Auferstehung

Rechter Flügel des Heiligkreuzaltars in Dettwang

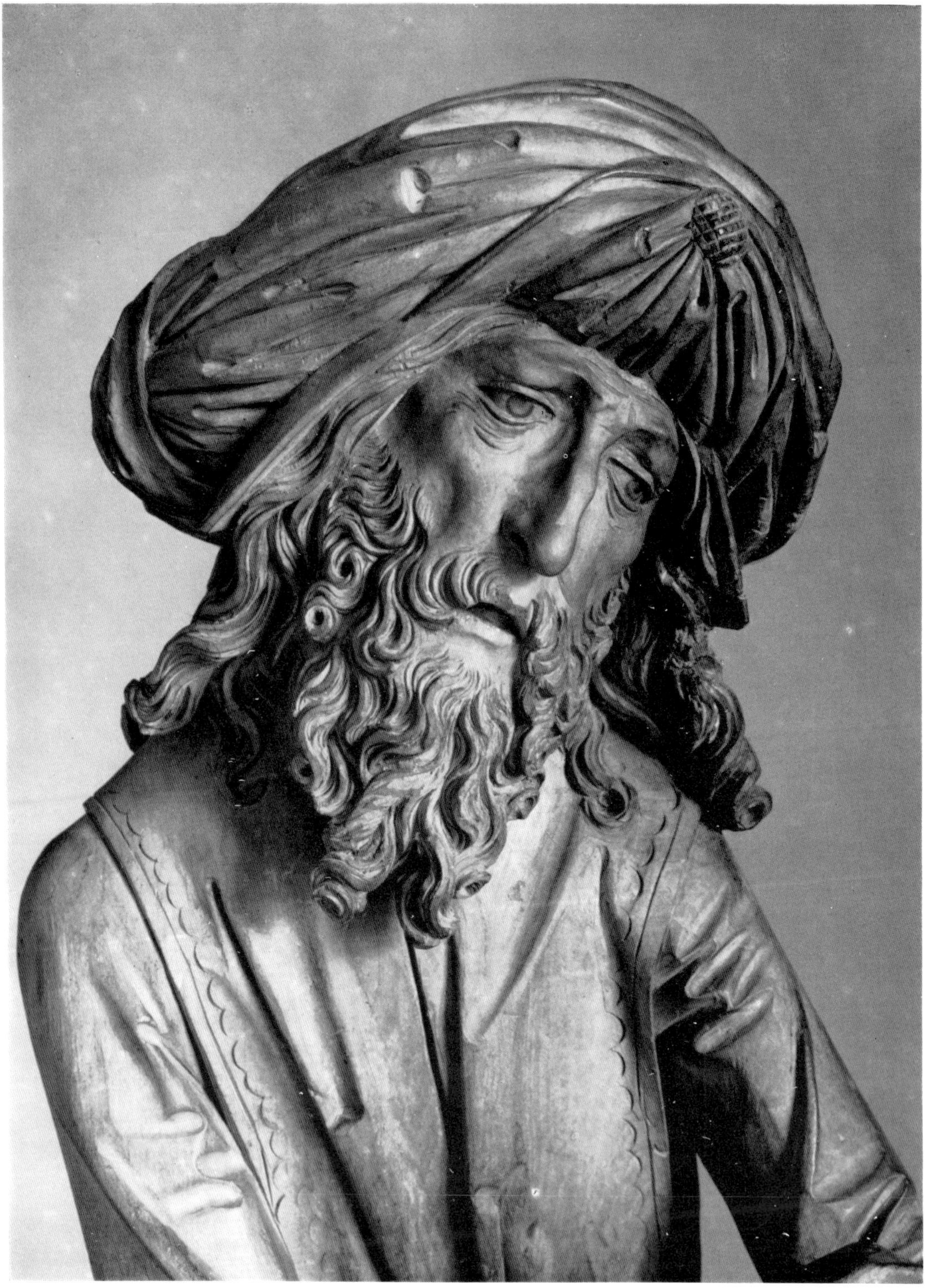

Aus einem Sippenaltar

Fürstl. Öttingen-Wallersteinsche Sammlungen, Schloß Harburg an der Wörnitz

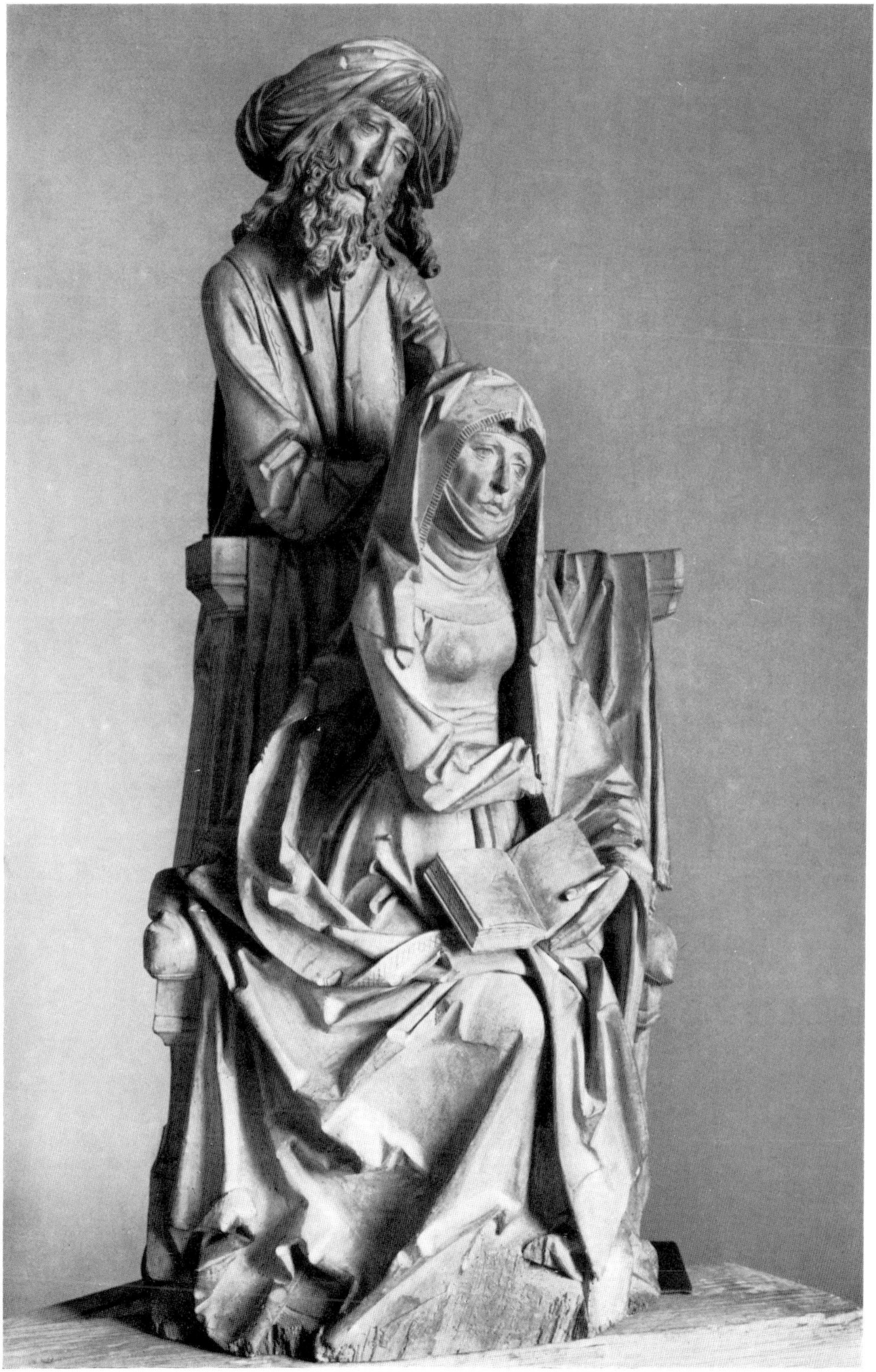

Aus einem Sippenaltar

Um 1490 (?). Fürstl. Öttingen-Wallersteinsche Sammlungen, Schloß Harburg an der Wörnitz

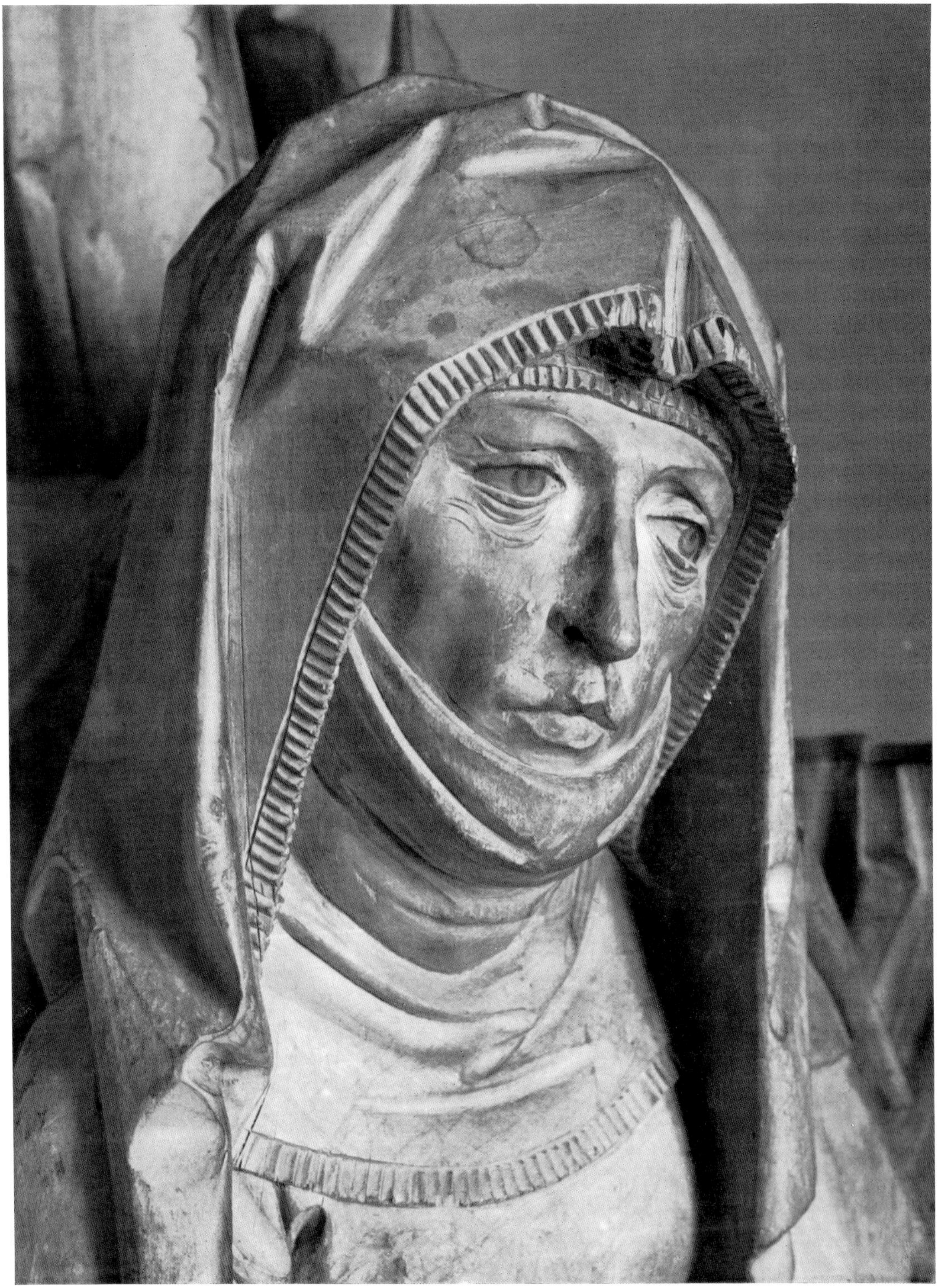

Aus einem Sippenaltar

Fürstl. Öttingen-Wallersteinsche Sammlungen, Schloß Harburg an der Wörnitz

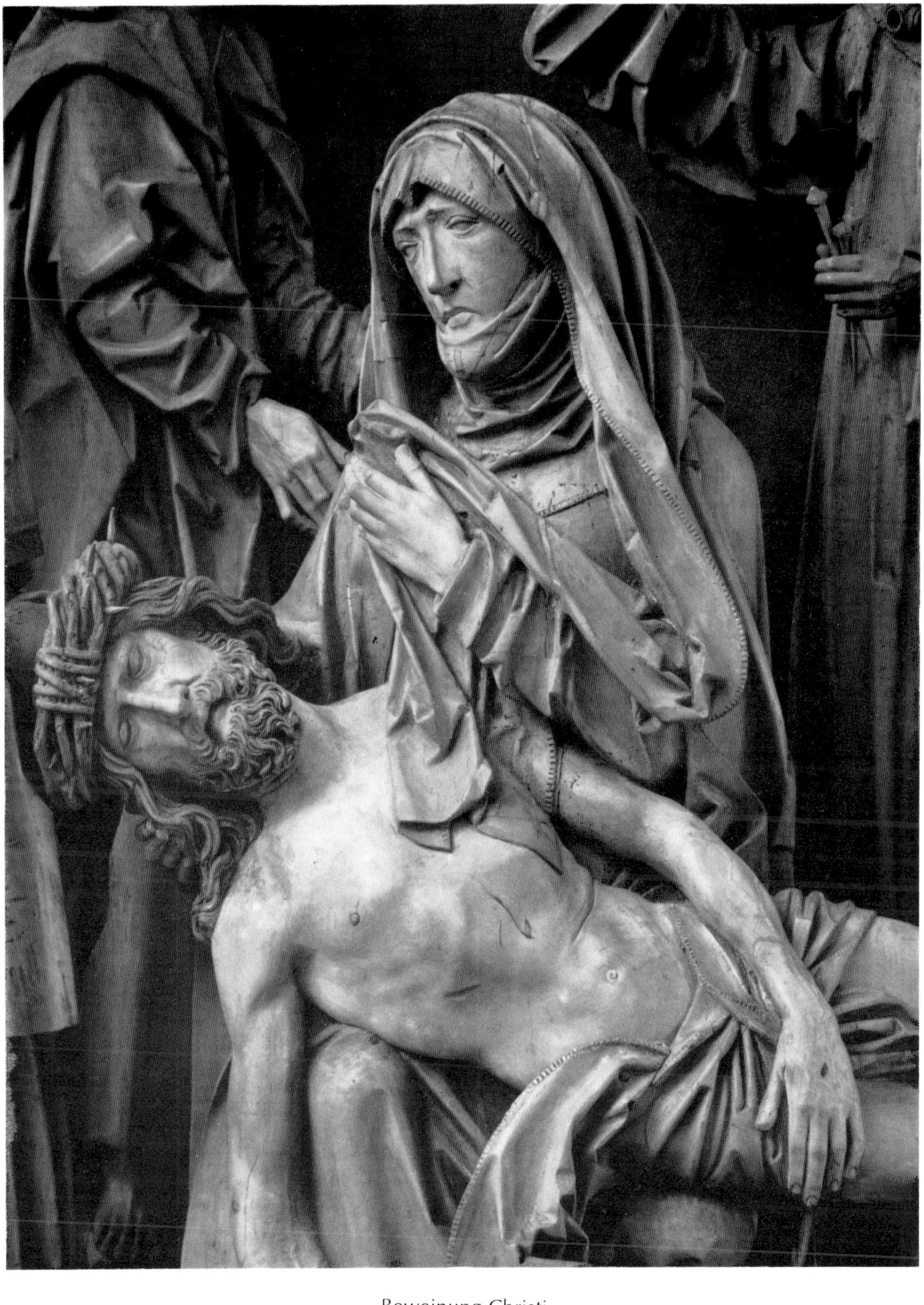

Beweinung Christi

Großostheim, Pfarrkirche (wohl Frühwerk)

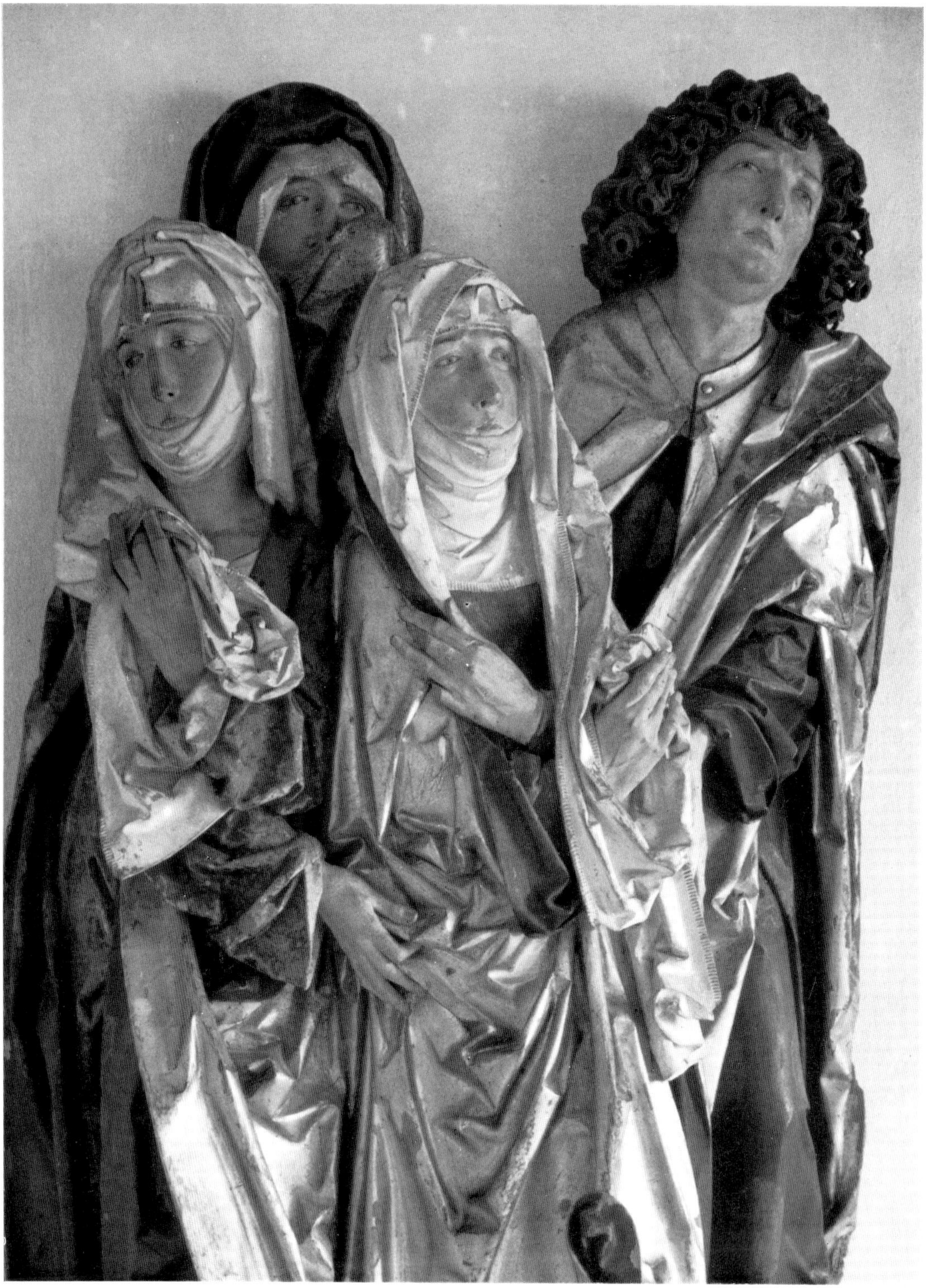

Klagende Frauen mit Johannes

Um 1490 (?). Fürstl. Öttingen-Wallersteinsche Sammlungen, Schloß Harburg an der Wörnitz

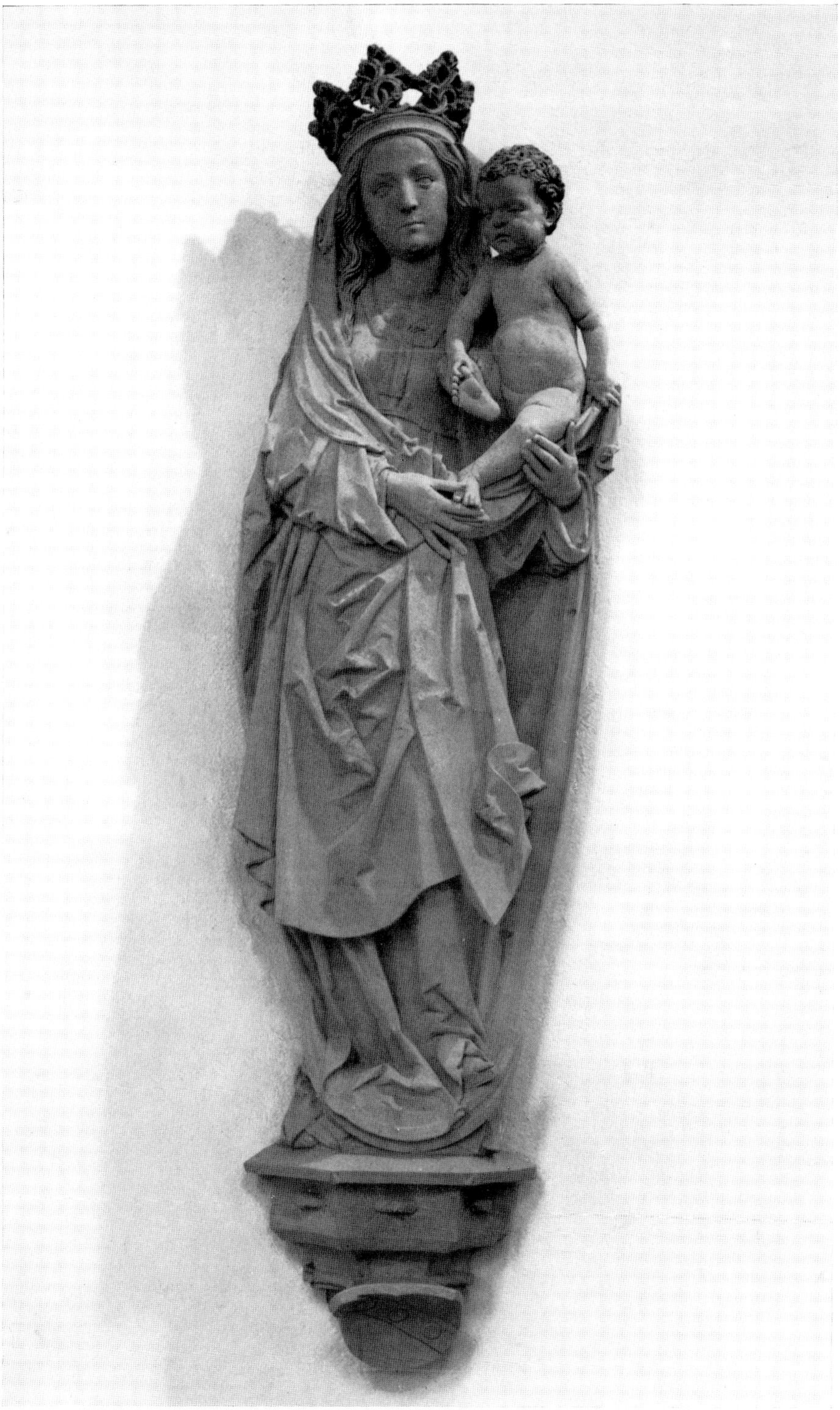

Maria im Neumünster zu Würzburg

Datiert an der Konsole, 1493

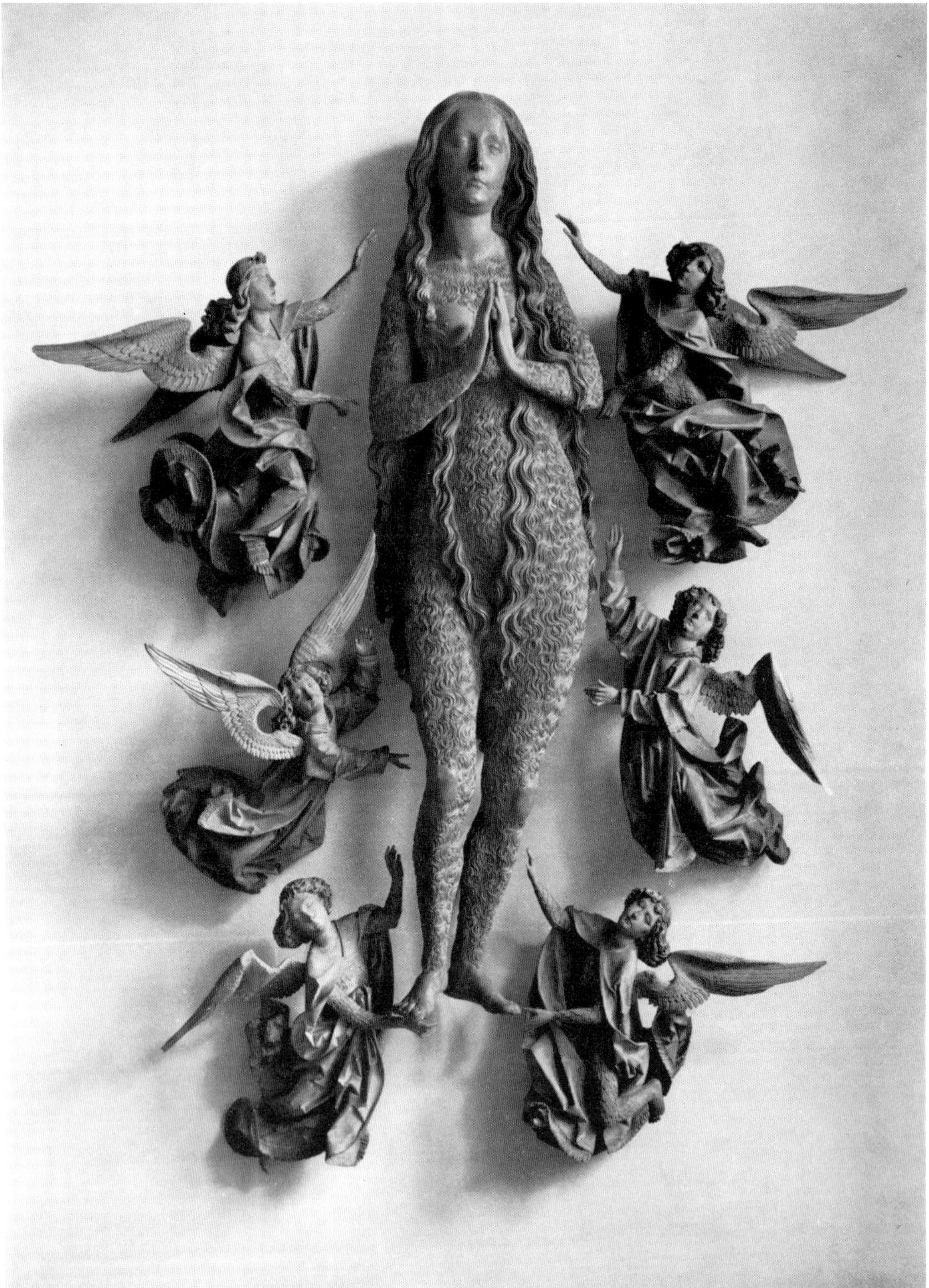

Hl. Magdalena mit Engeln

1490–1492. Vom ehemaligen Hochaltar in Münnerstadt, jetzt im Bayerischen Nationalmuseum, München

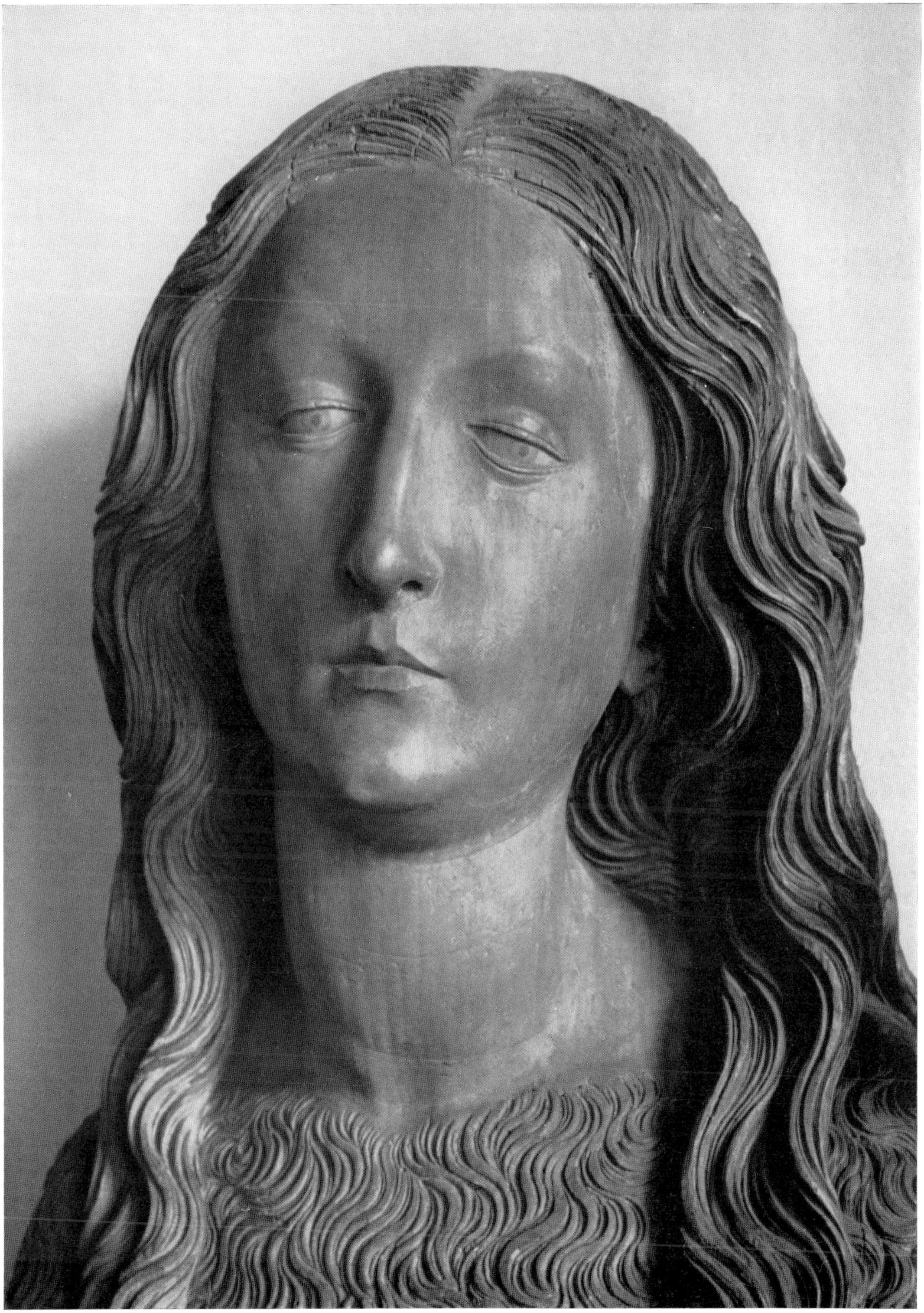

Hl. Magdalena

Vom ehemaligen Hochaltar in Münnerstadt, jetzt im Bayerischen Nationalmuseum, München

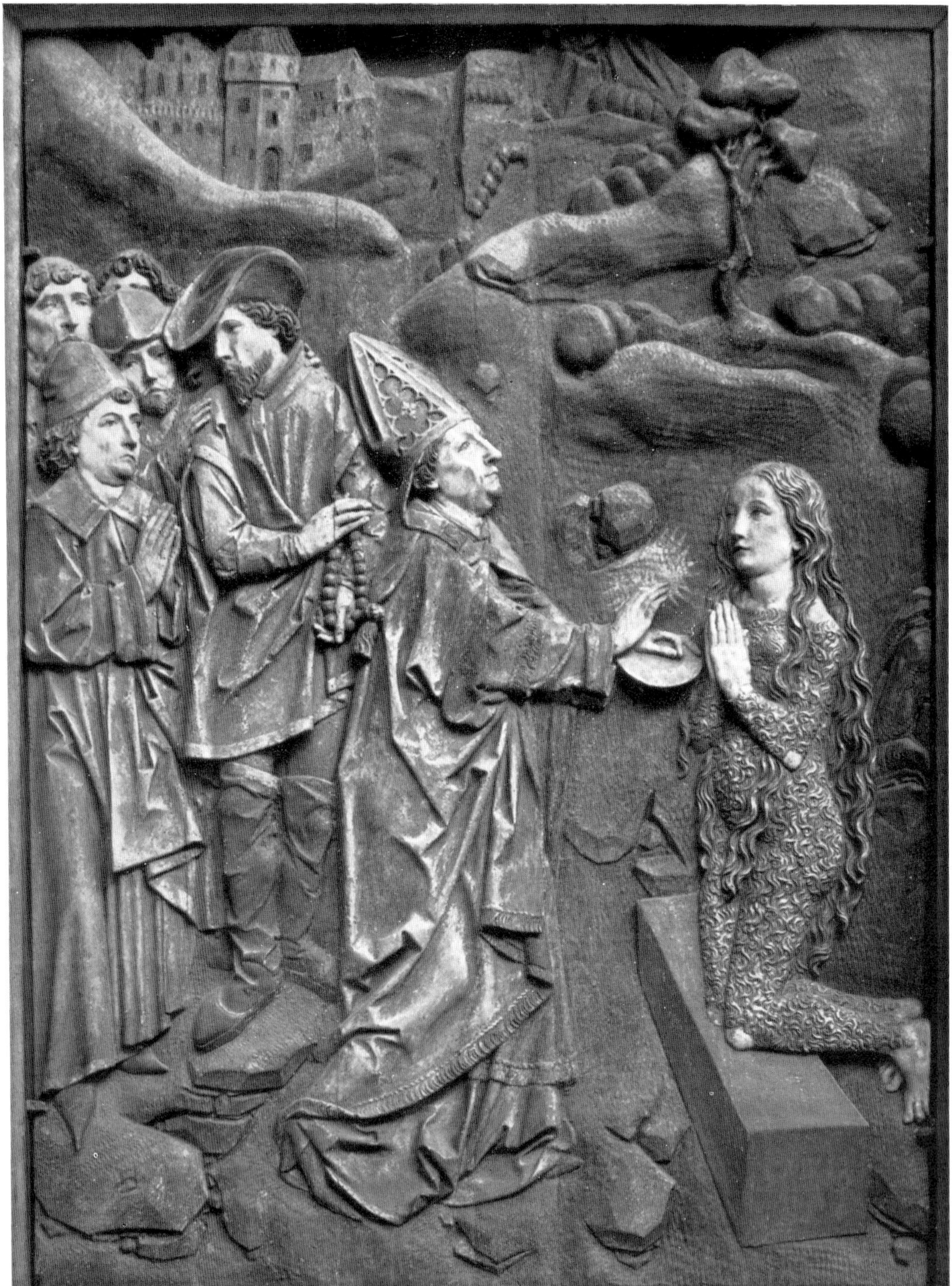

Letzte Kommunion der Hl. Magdalena

1490–1492. Flügel des ehemaligen Hochaltars in Münnerstadt

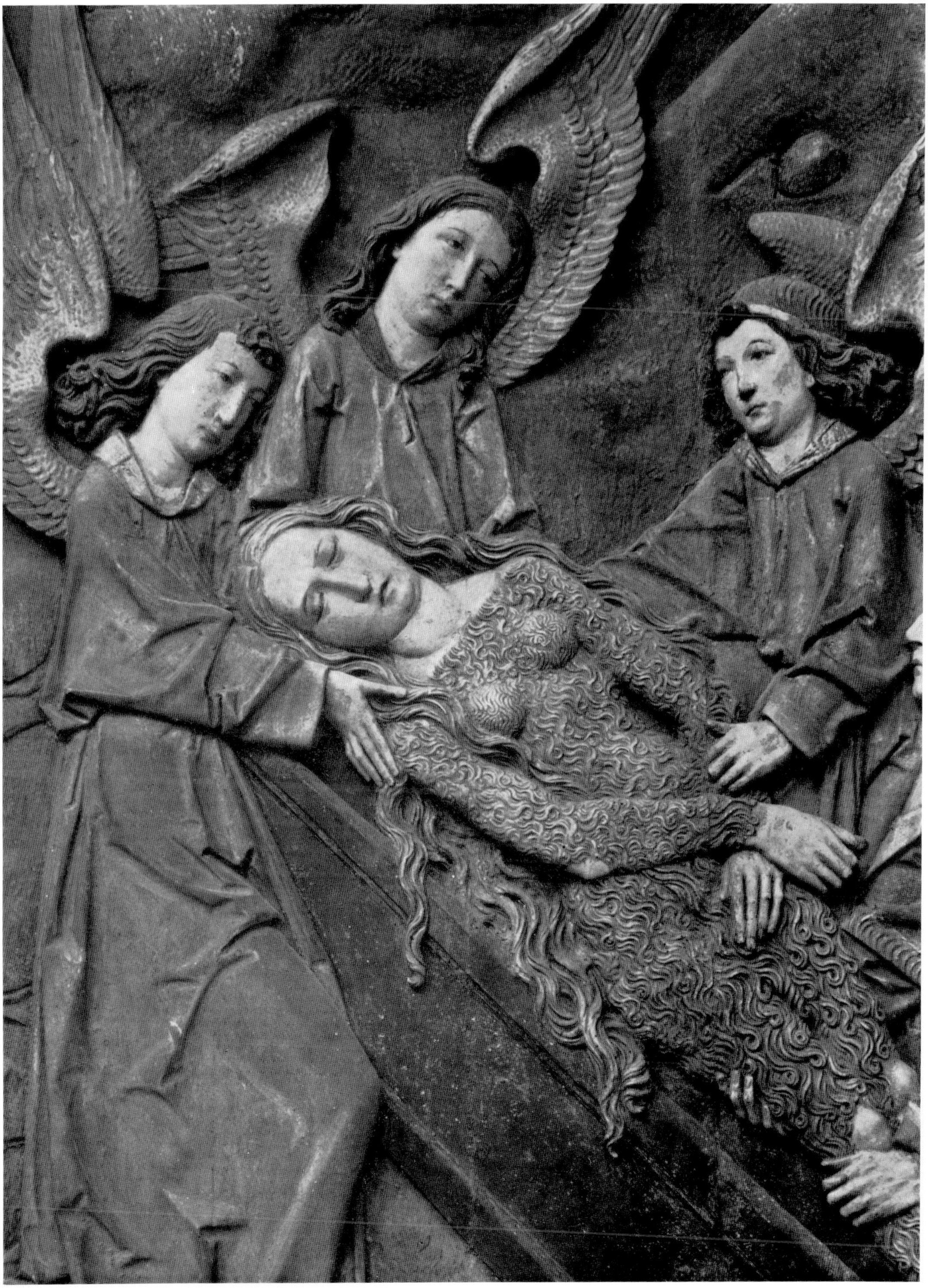

Grablegung der Hl. Magdalena

1490–1492. Vom Flügel des ehemaligen Hochaltars in Münnerstadt

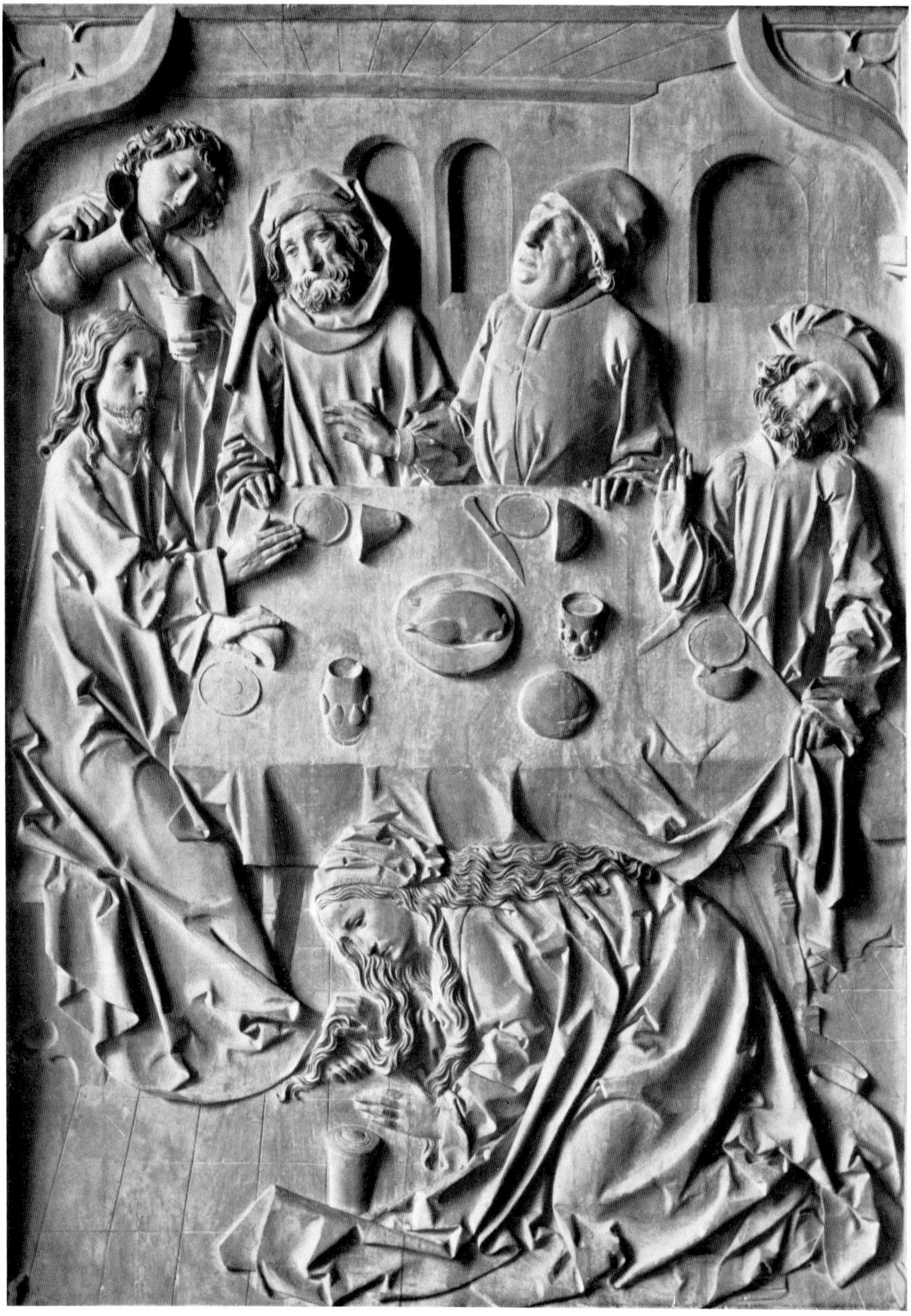

Gastmahl im Hause des Simon

1490–1492. Von einem Flügel des ehemaligen Hochaltars in Münnerstadt. München, Bayerisches Nationalmuseum (Leihgabe Dr. Bollert, Berlin)

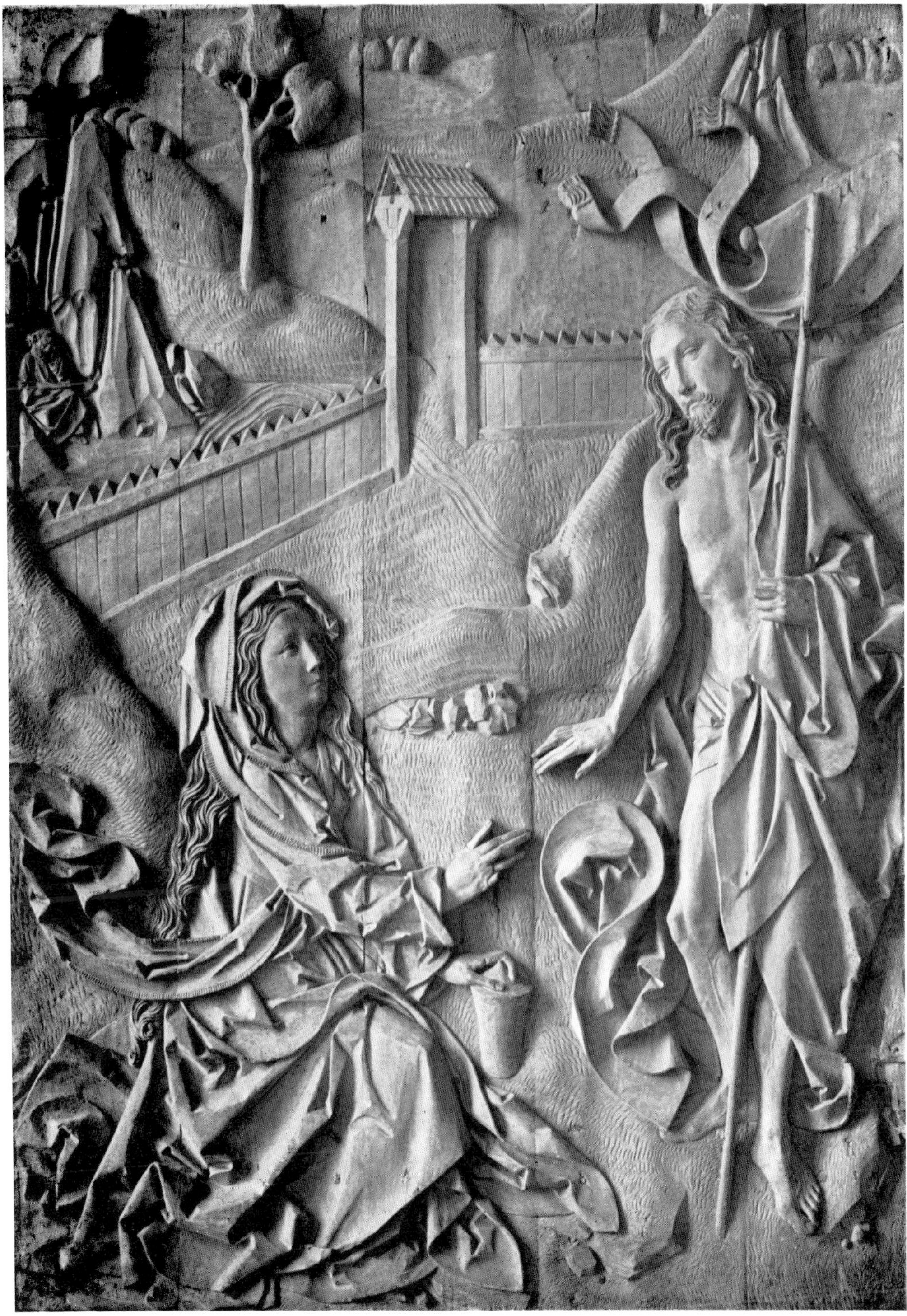

Der auferstandene Christus erscheint Maria Magdalena. (Noli me tangere)

1490–1492. Von einem Flügel des ehem. Hochaltars in Münnerstadt.

Stiftung Preußischer Kulturbesitz, Staatliche Museen, Berlin-Dahlem

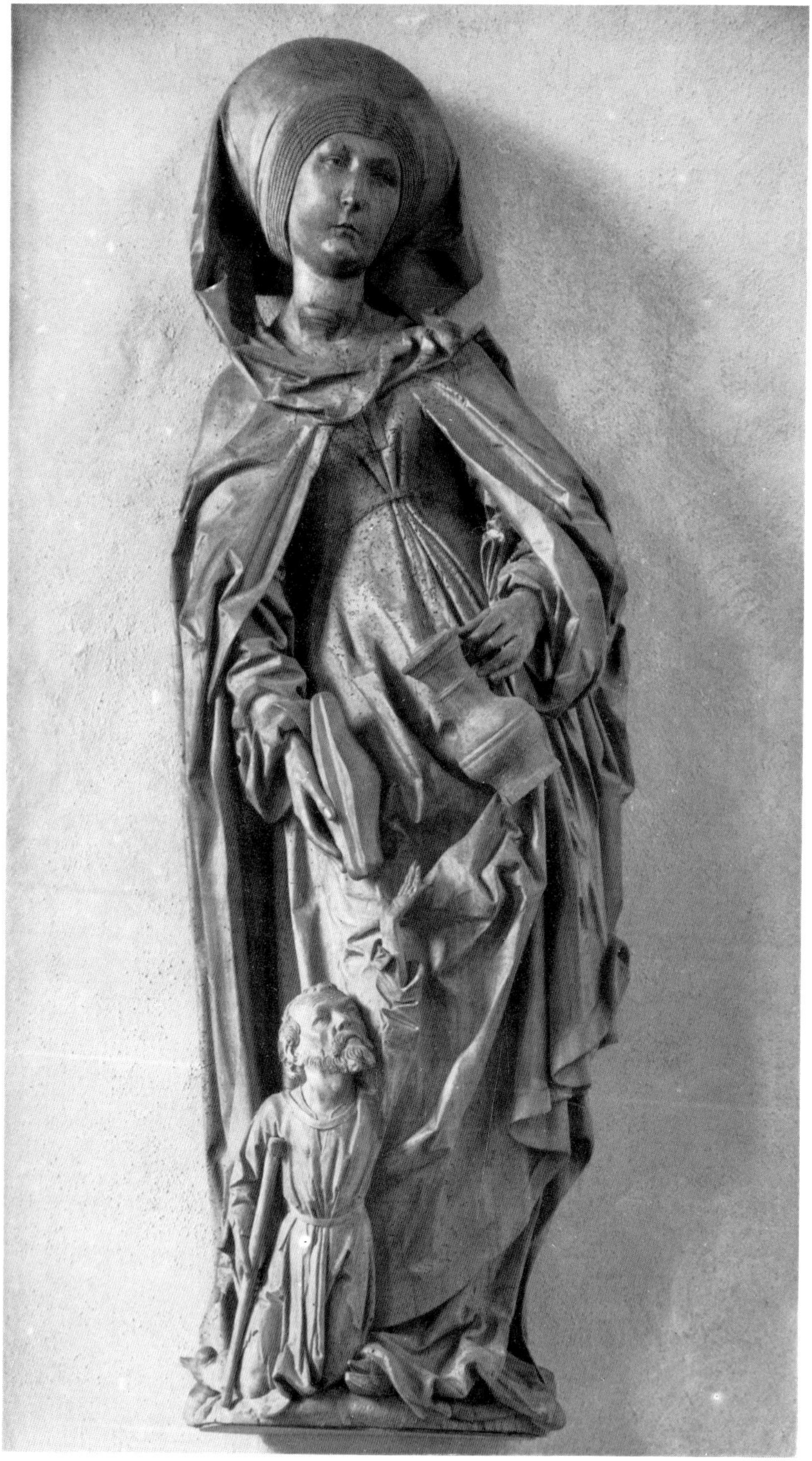

Hl. Elisabeth

Um 1490. Münnerstadt, Pfarrkirche. Vom ehemaligen Hochaltar in Münnerstadt
(Arbeit eines Werkstattgenossen Riemenschneiders)

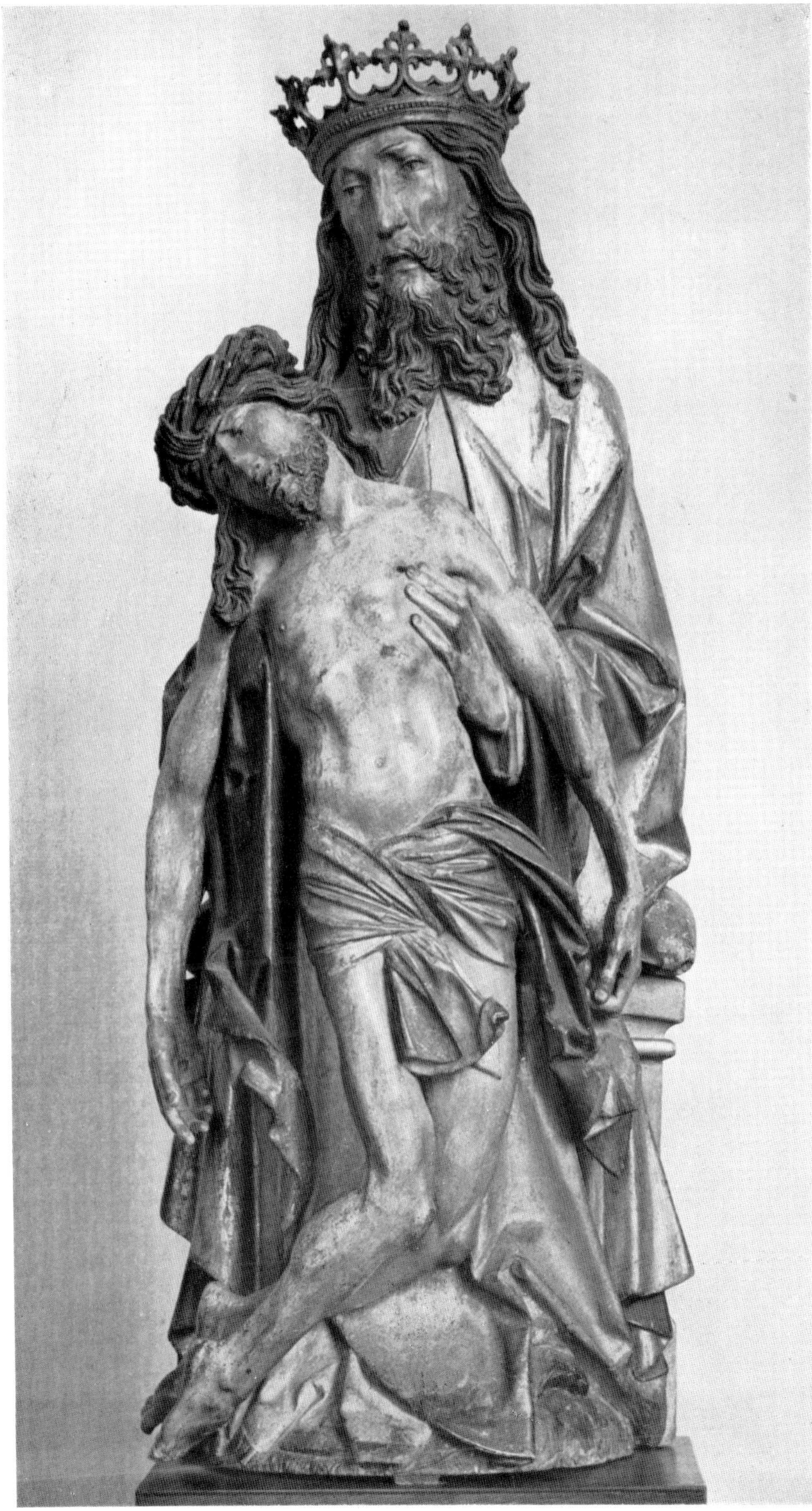

Gottvater mit dem Leichnam Christi. Sog. Gnadenstuhl

Um 1516. Stiftung Preußischer Kulturbesitz, Staatliche Museen, Berlin-Dahlem

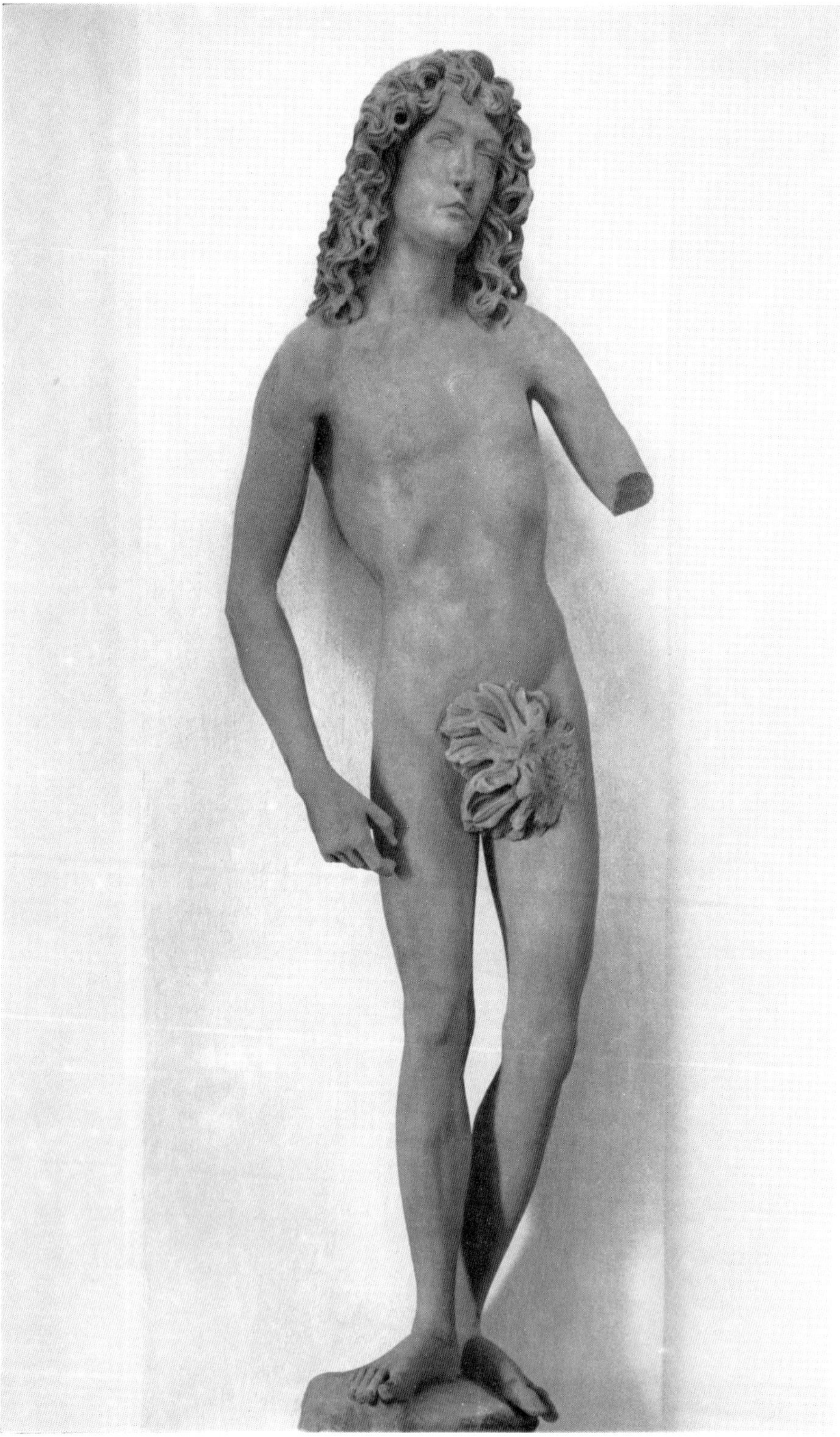

Adam

1491–1493. Würzburg, Marienkapelle, jetzt im Mainfränkischen Museum

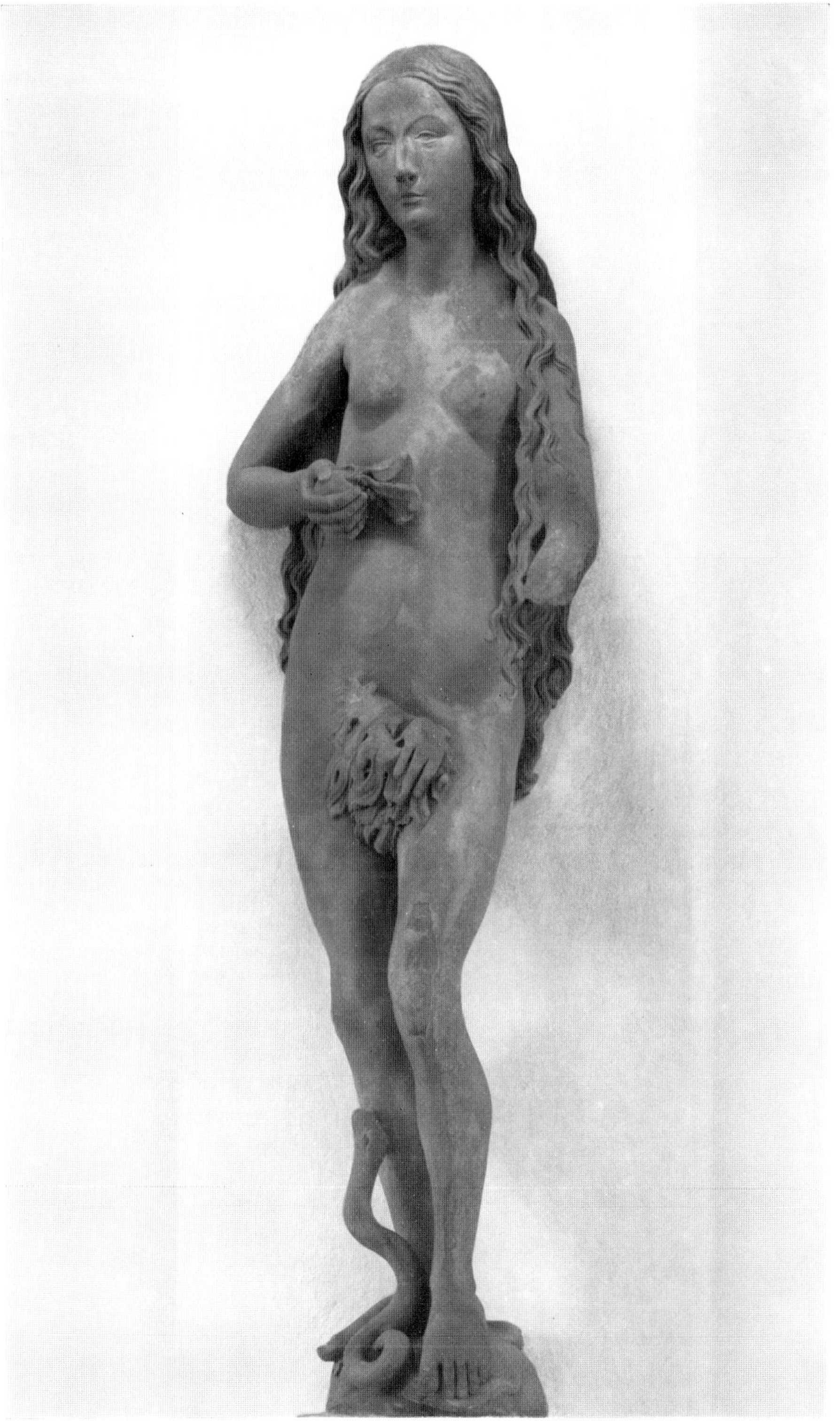

Eva

1491–1493. Würzburg, Marienkapelle, jetzt im Mainfränkischen Museum

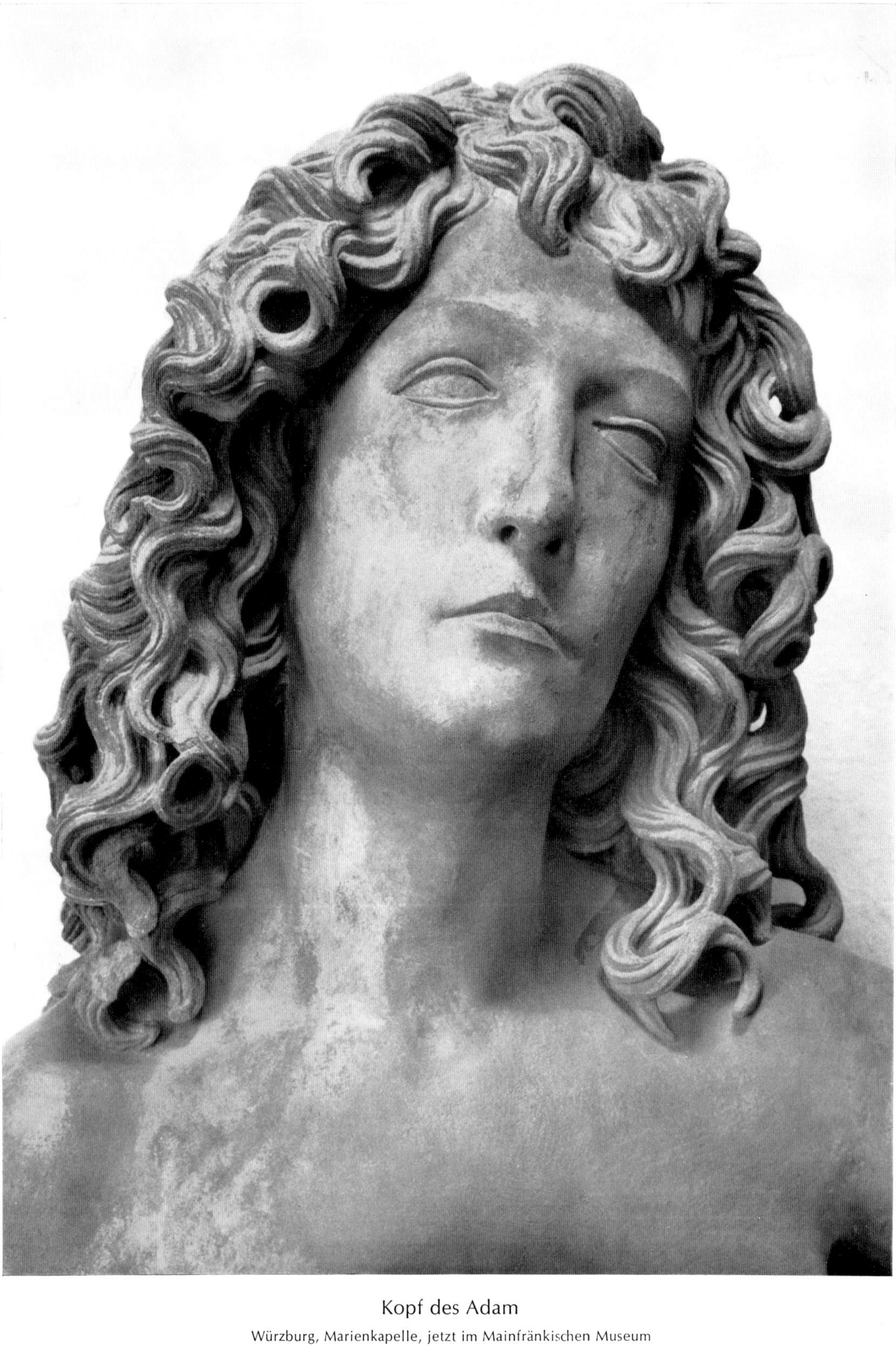

Kopf des Adam

Würzburg, Marienkapelle, jetzt im Mainfränkischen Museum

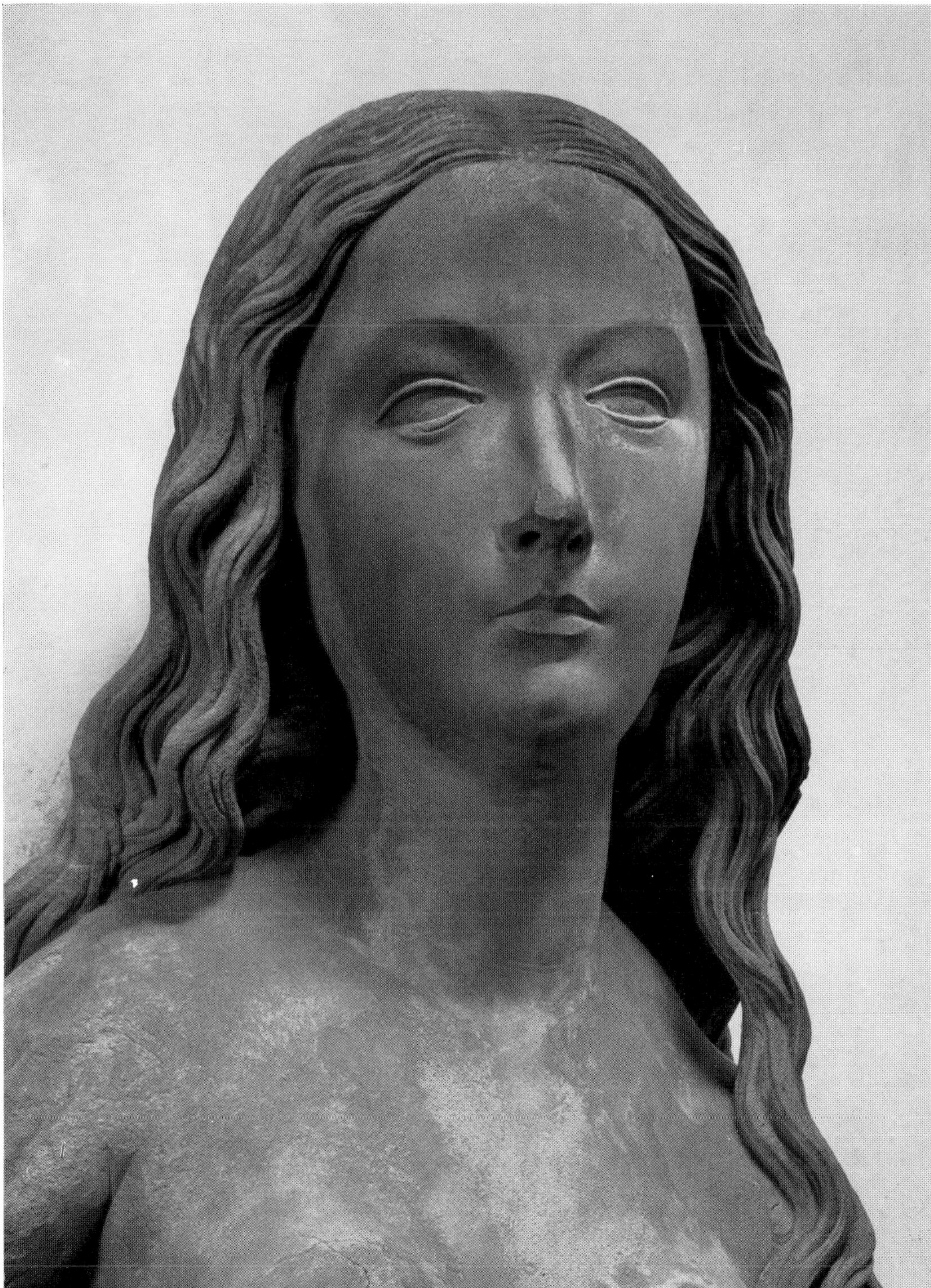

Kopf der Eva

Würzburg, Marienkapelle, jetzt im Mainfränkischen Museum

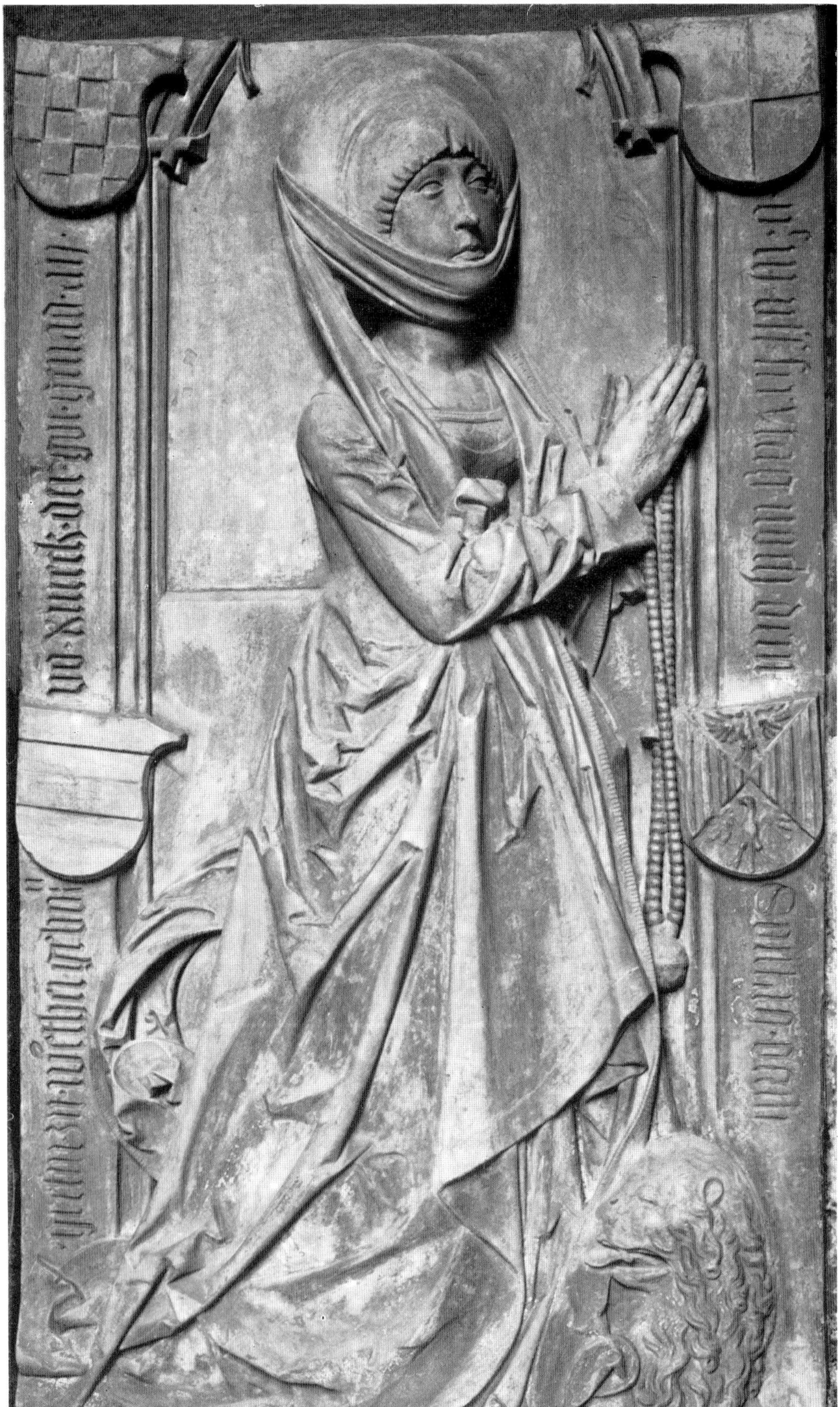

Grabmal der Gräfin Dorothea von Wertheim

Etwa 1500/1510. Grünsfeld, Pfarrkirche

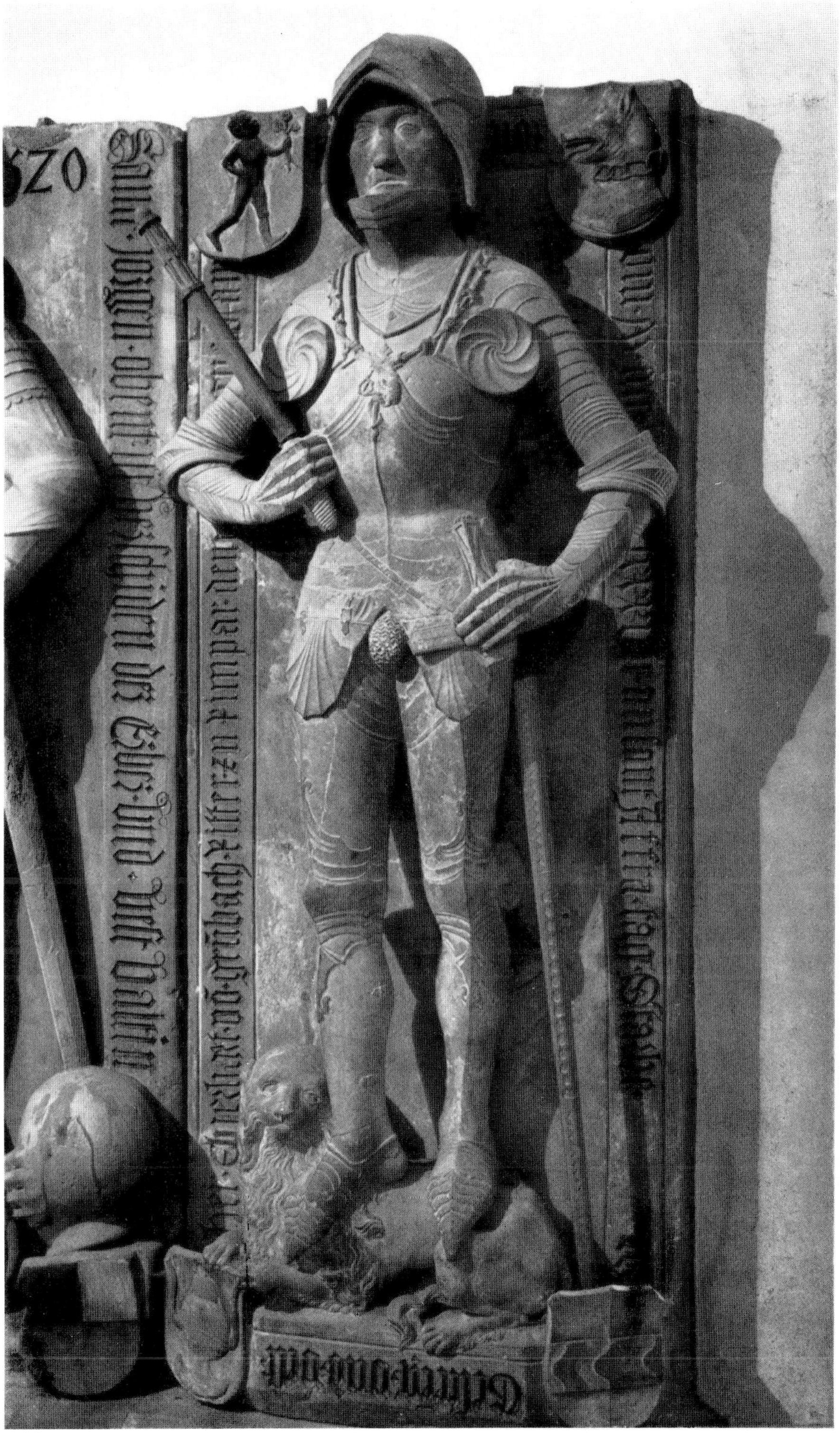

Grabmal des Ritters Eberhard von Grumbach

Um 1488. Rimpar, Pfarrkirche

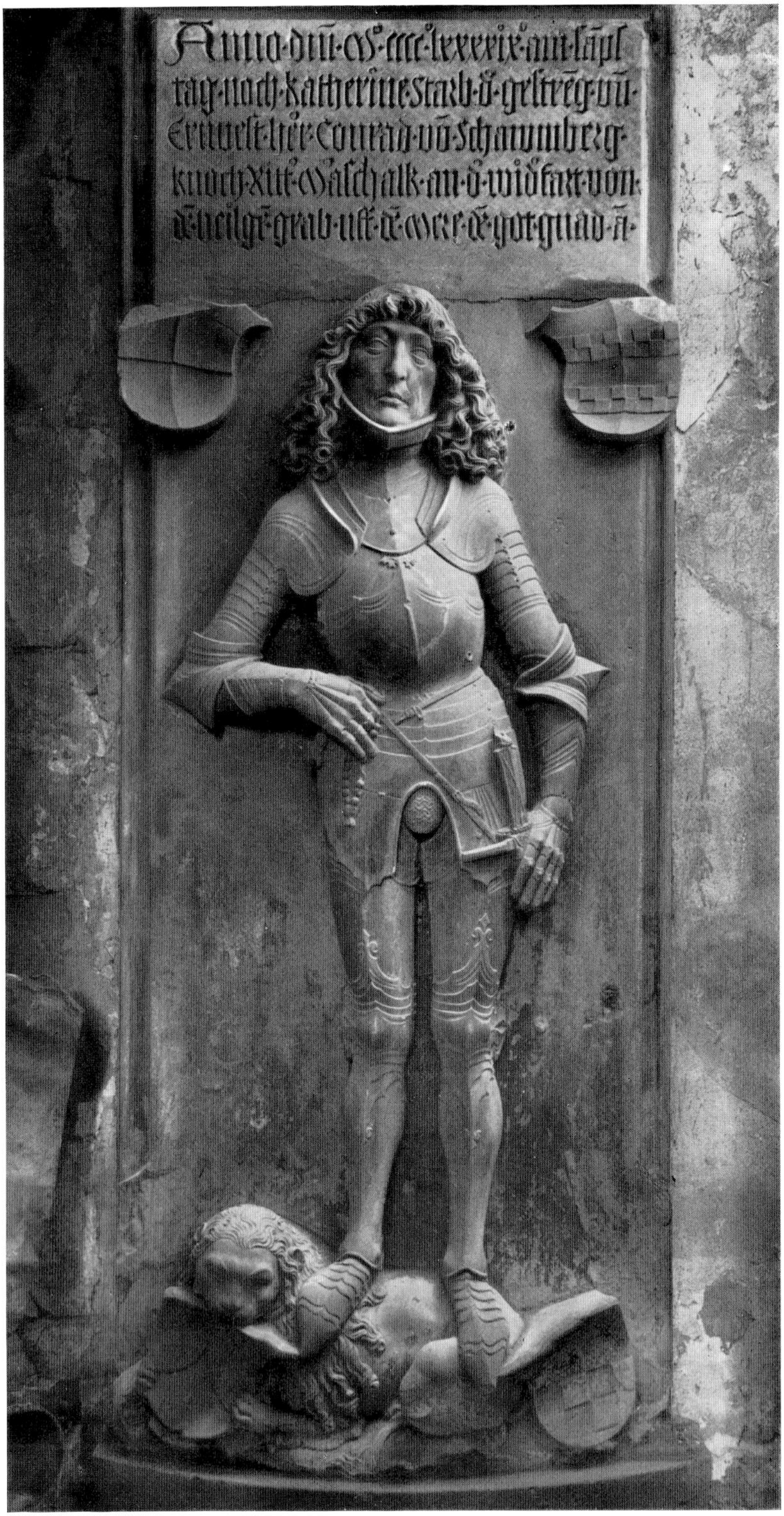

Grabmal des Ritters Konrad von Schaumberg

Um 1500. Würzburg, Marienkapelle

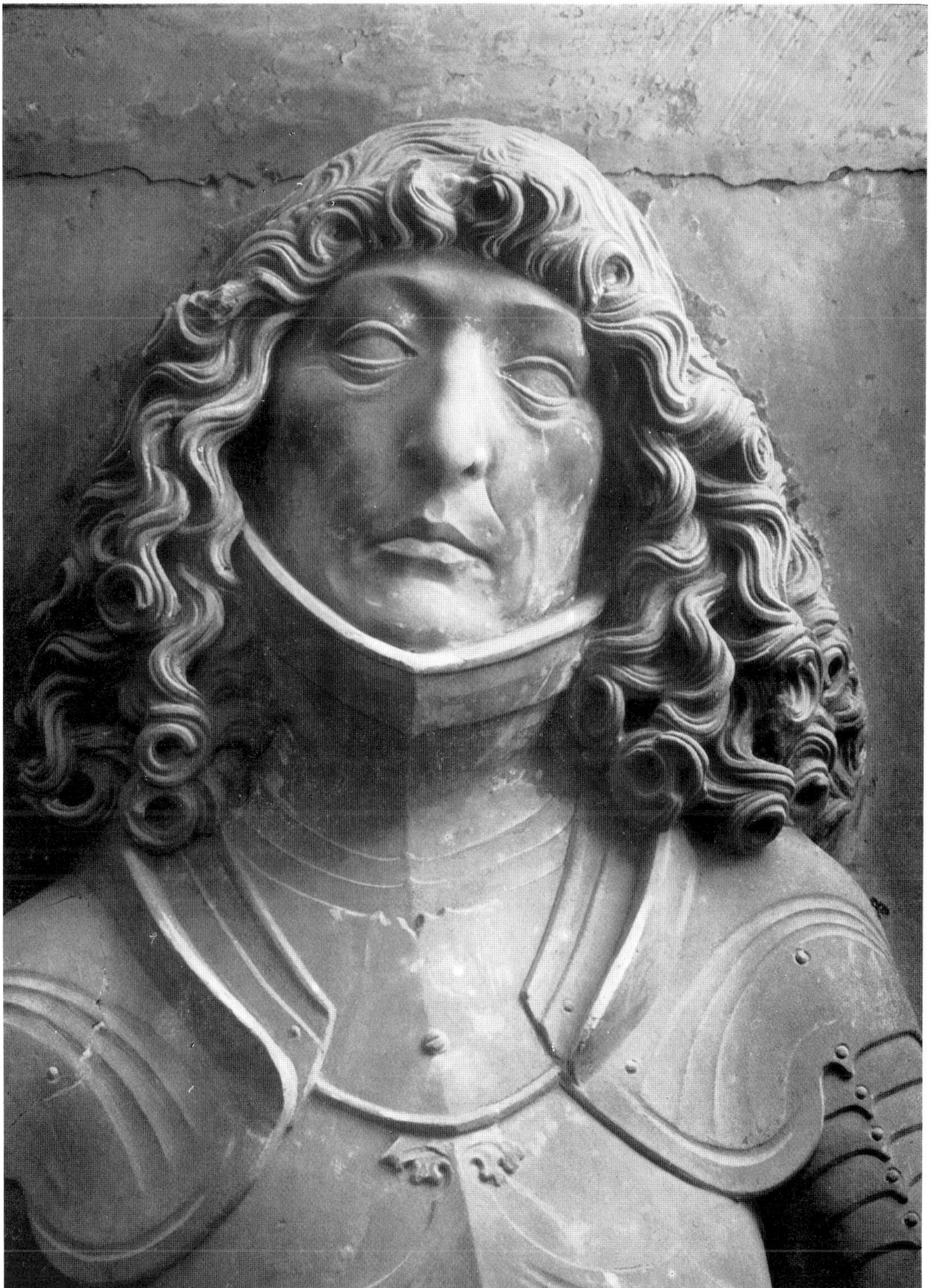

Kopf des Ritters Konrad von Schaumberg

Würzburg, Marienkapelle

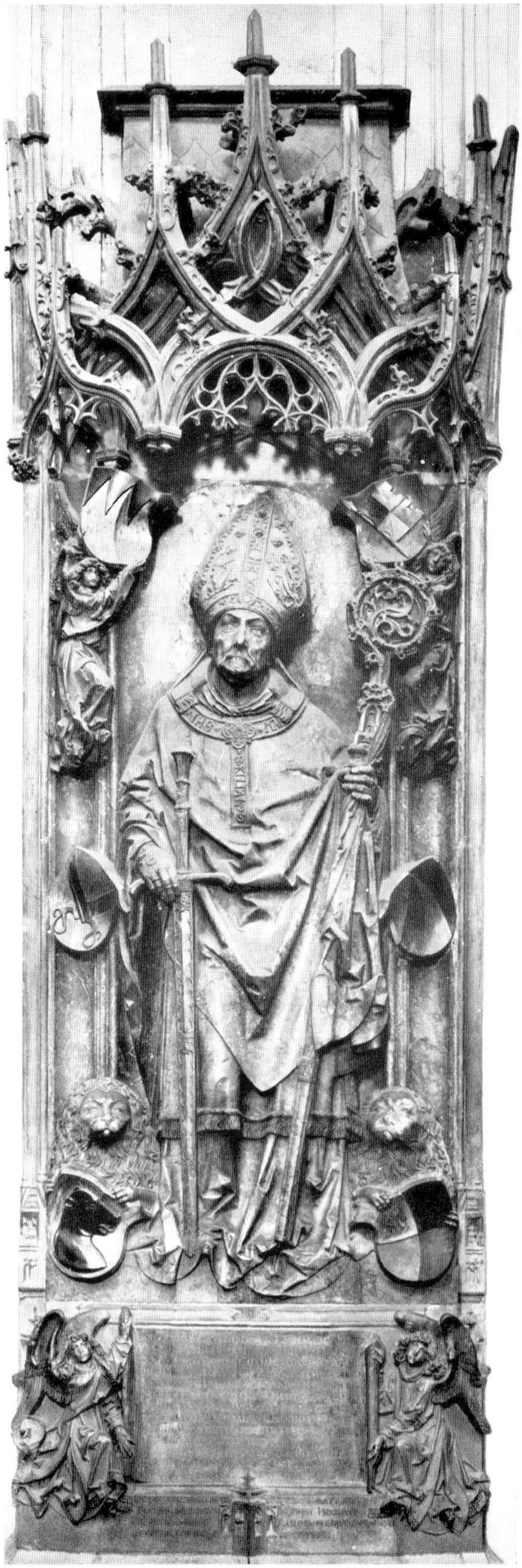

Grabmal des Fürstbischofs Rudolf von Scherenberg 1496–1499. Würzburg, Dom

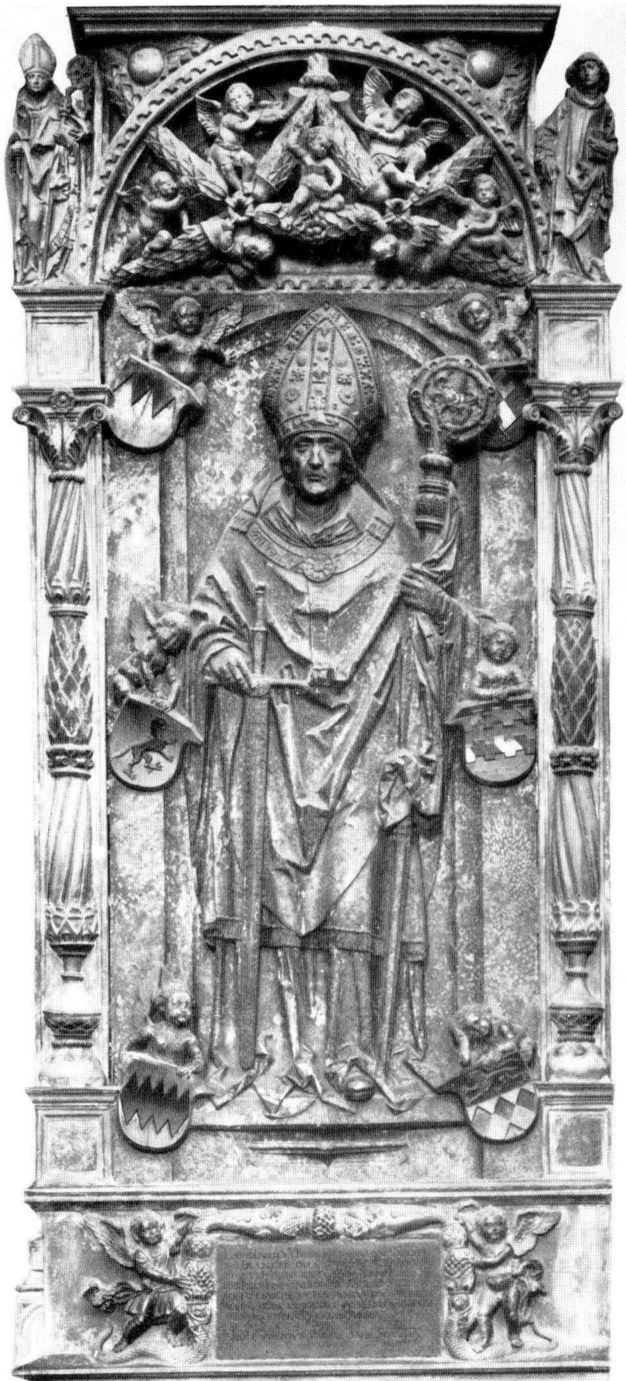

Grabmal des Fürstbischofs Lorenz von Bibra 1516–1522. Würzburg, Dom

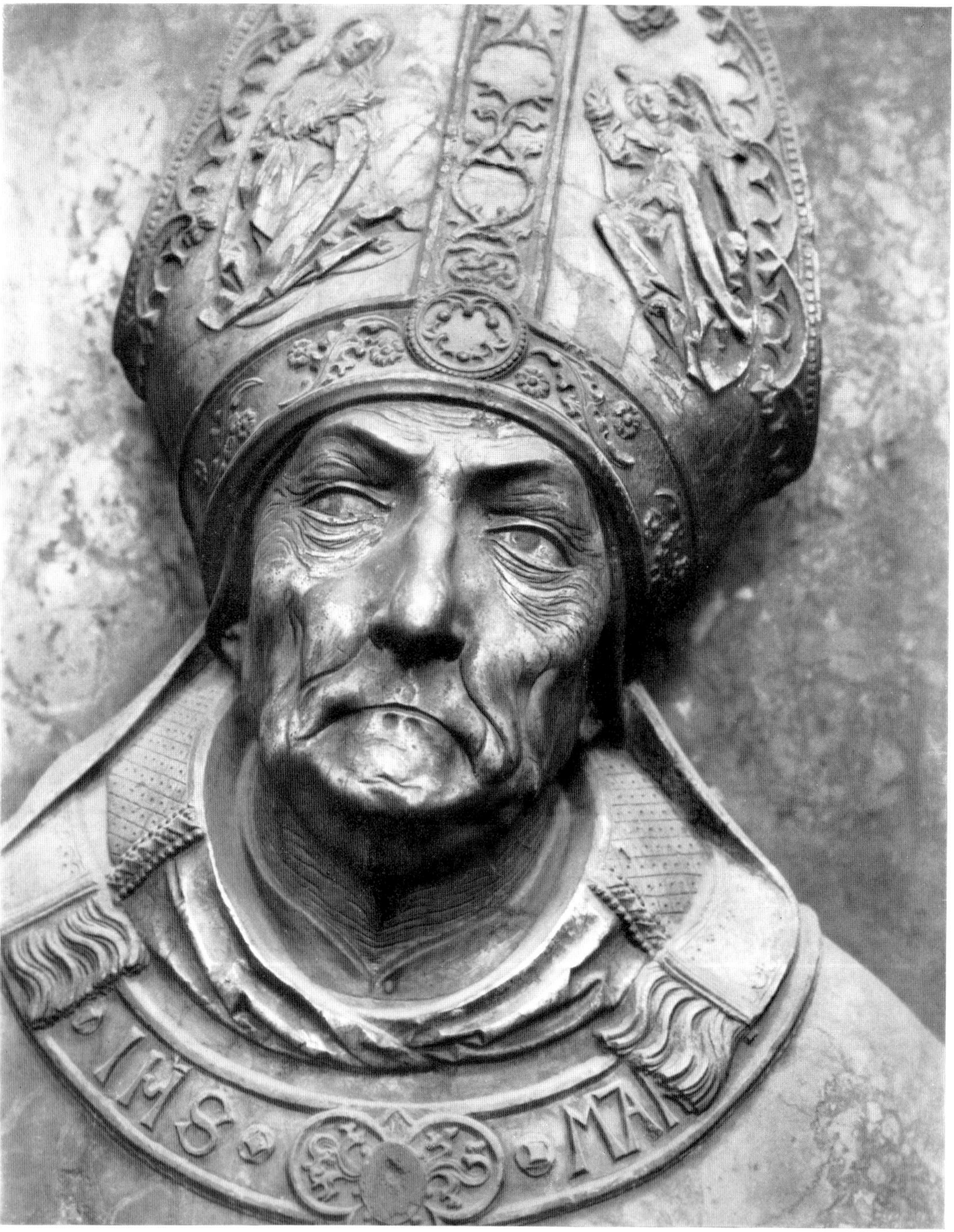

Kopf des Fürstbischofs Rudolf von Scherenberg

Würzburg, Dom

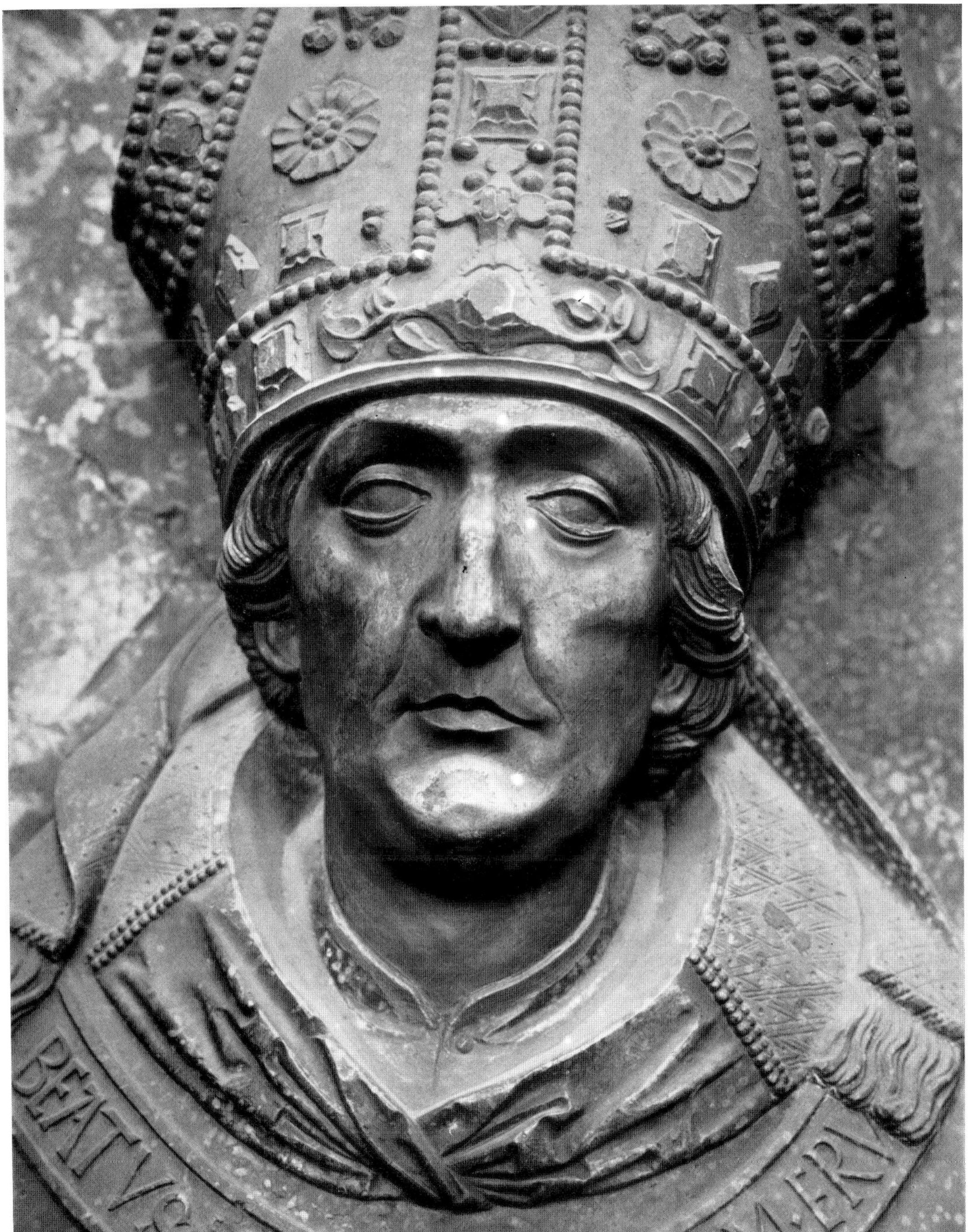

Kopf des Fürstbischofs Lorenz von Bibra
Würzburg, Dom

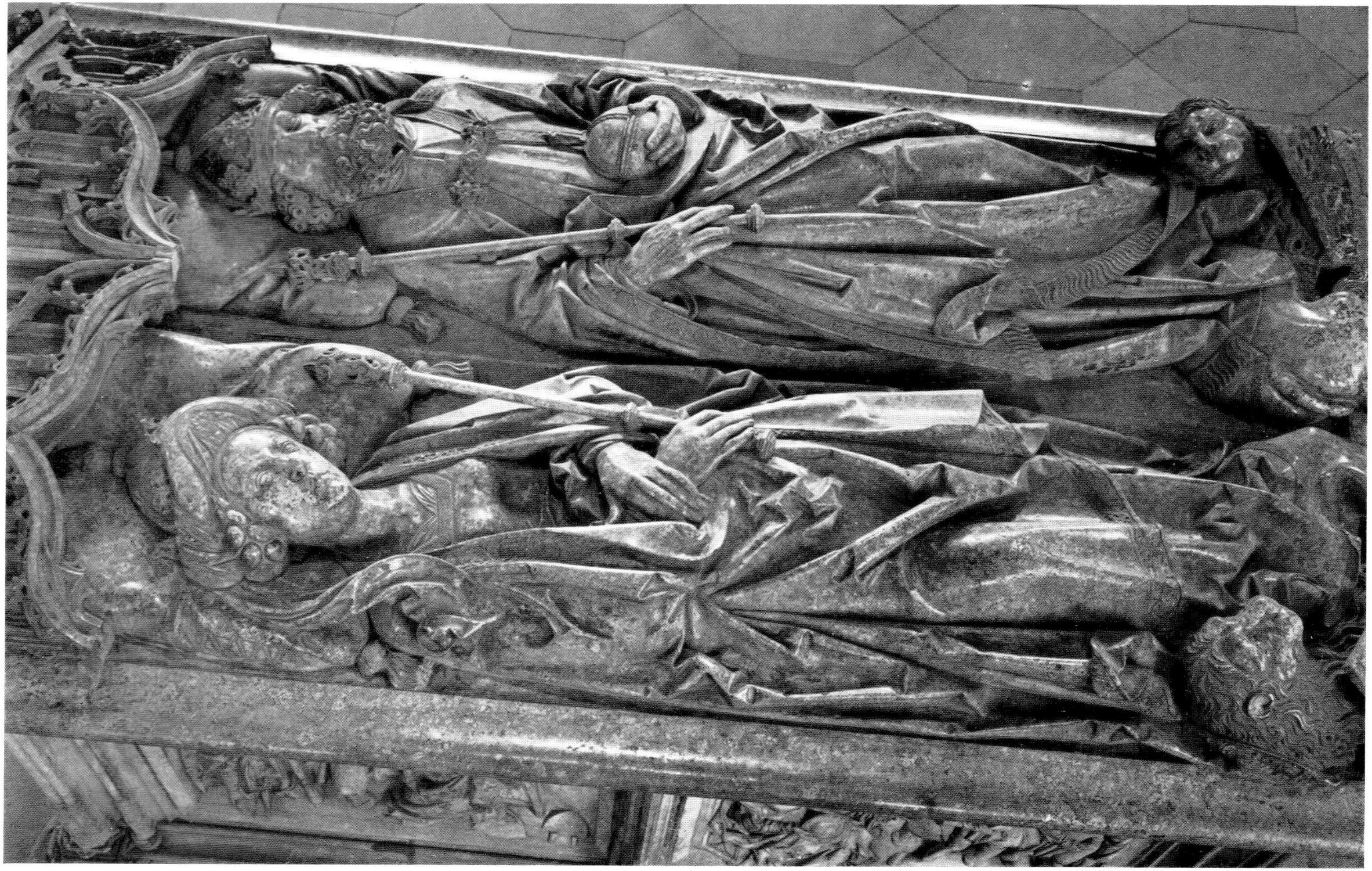

Deckplatte des Grabmals für Kaiser Heinrich und Kaiserin Kunigunde

Bamberg, Dom

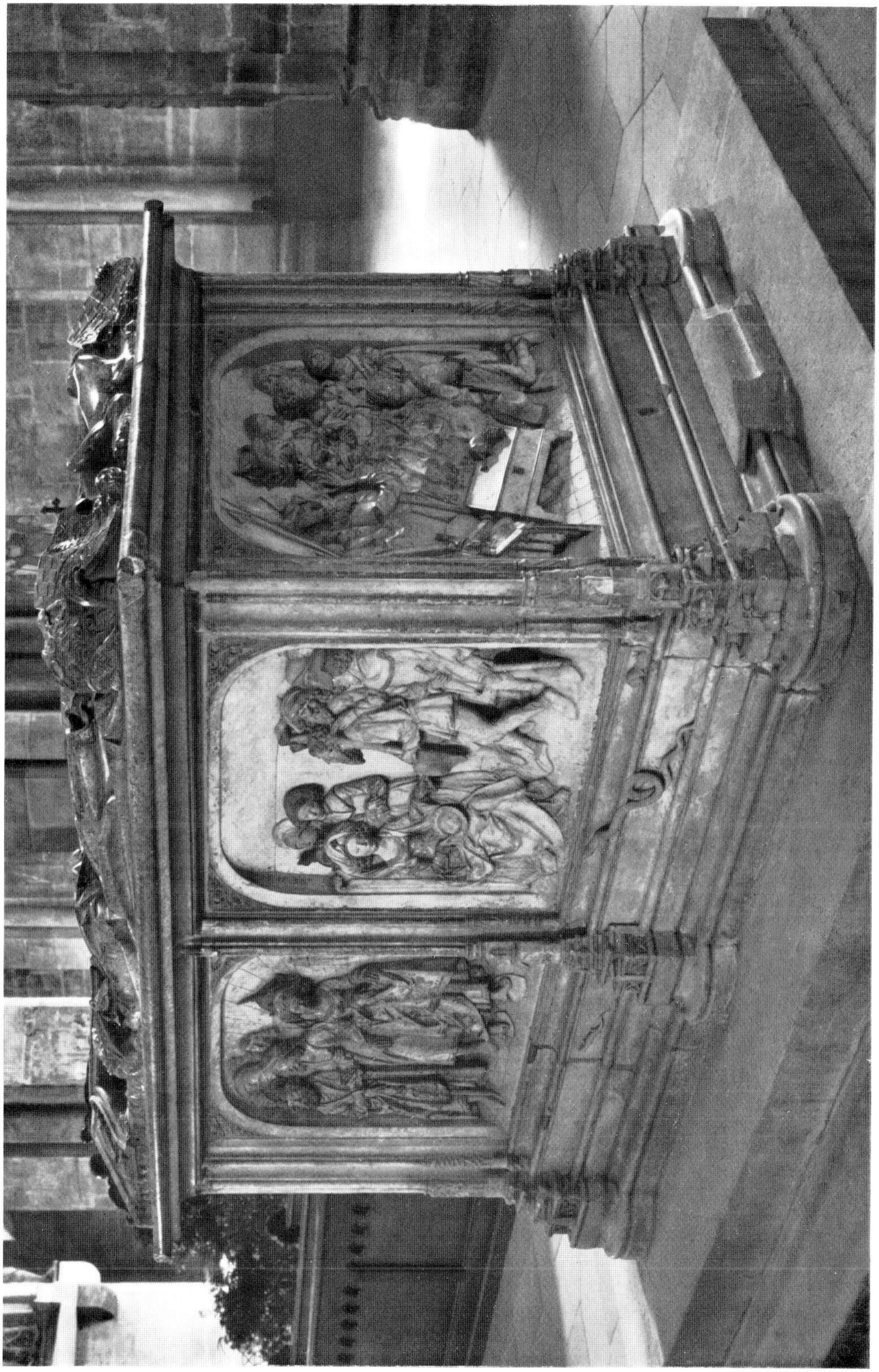

Das Kaisergrabmal
1499–1513. Bamberg, Dom

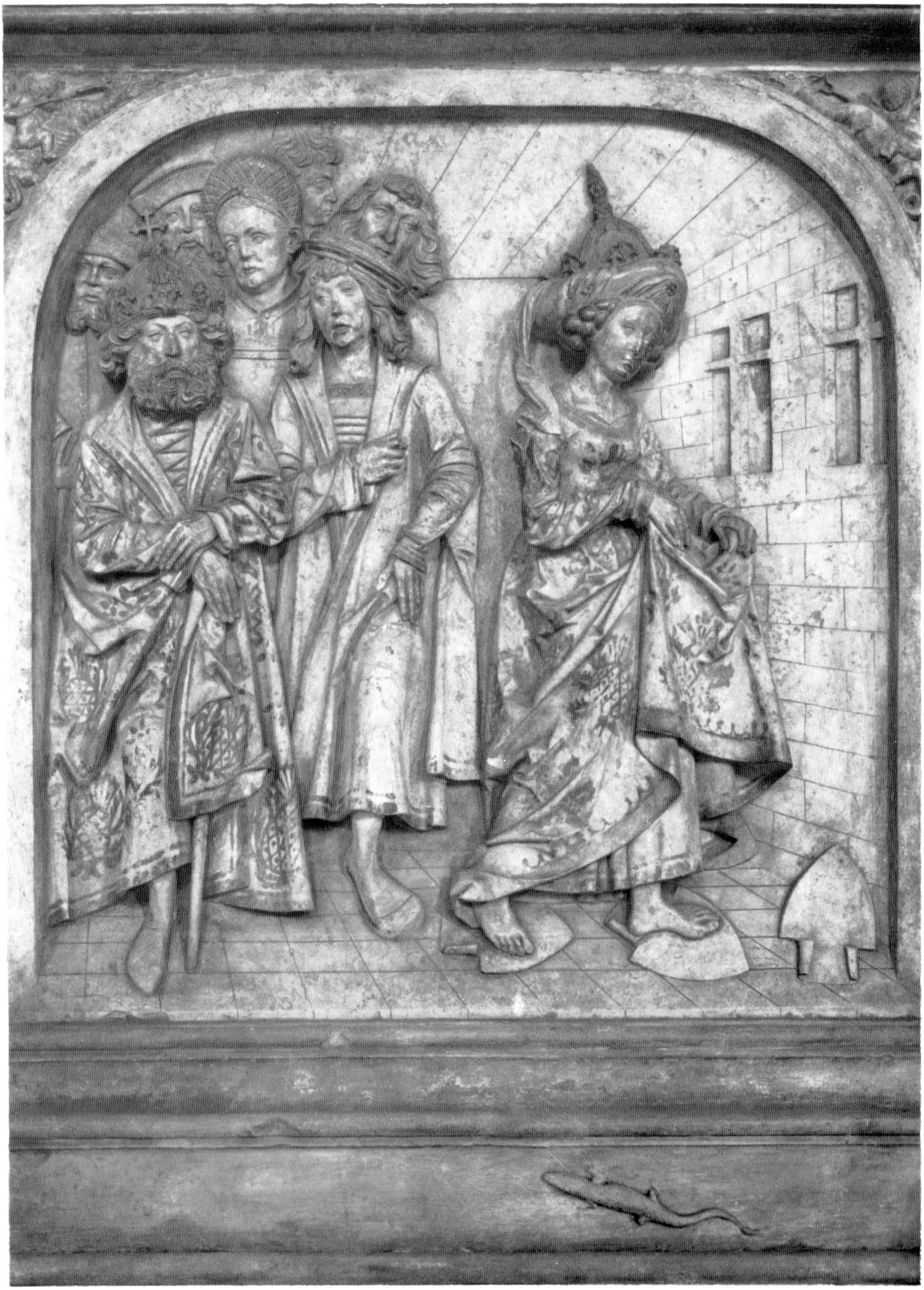

Das Gottesurteil: Kunigundes Feuerprobe

Kaisergrab im Bamberger Dom

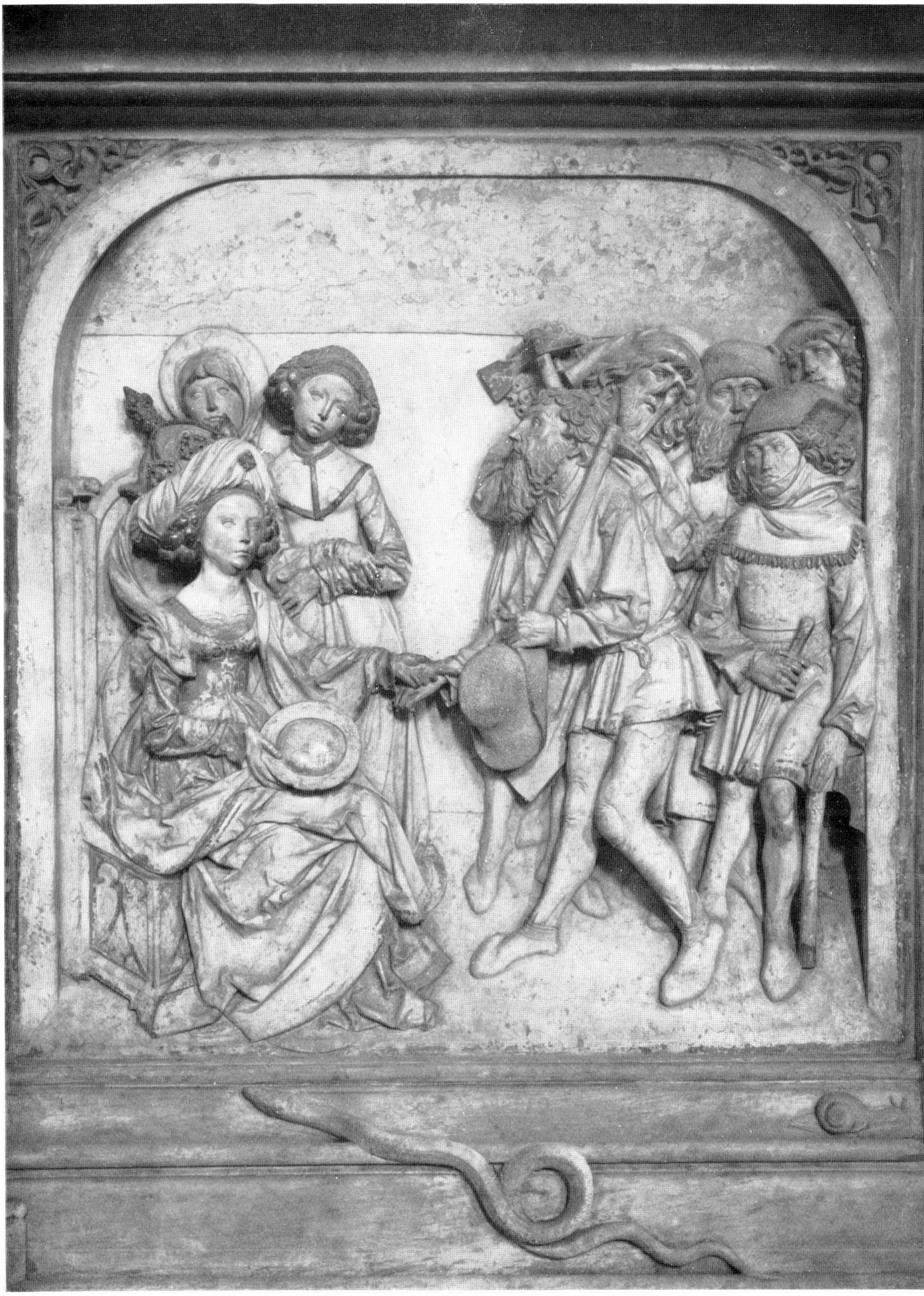

Das Schüsselwunder

Kaisergrab im Bamberger Dom

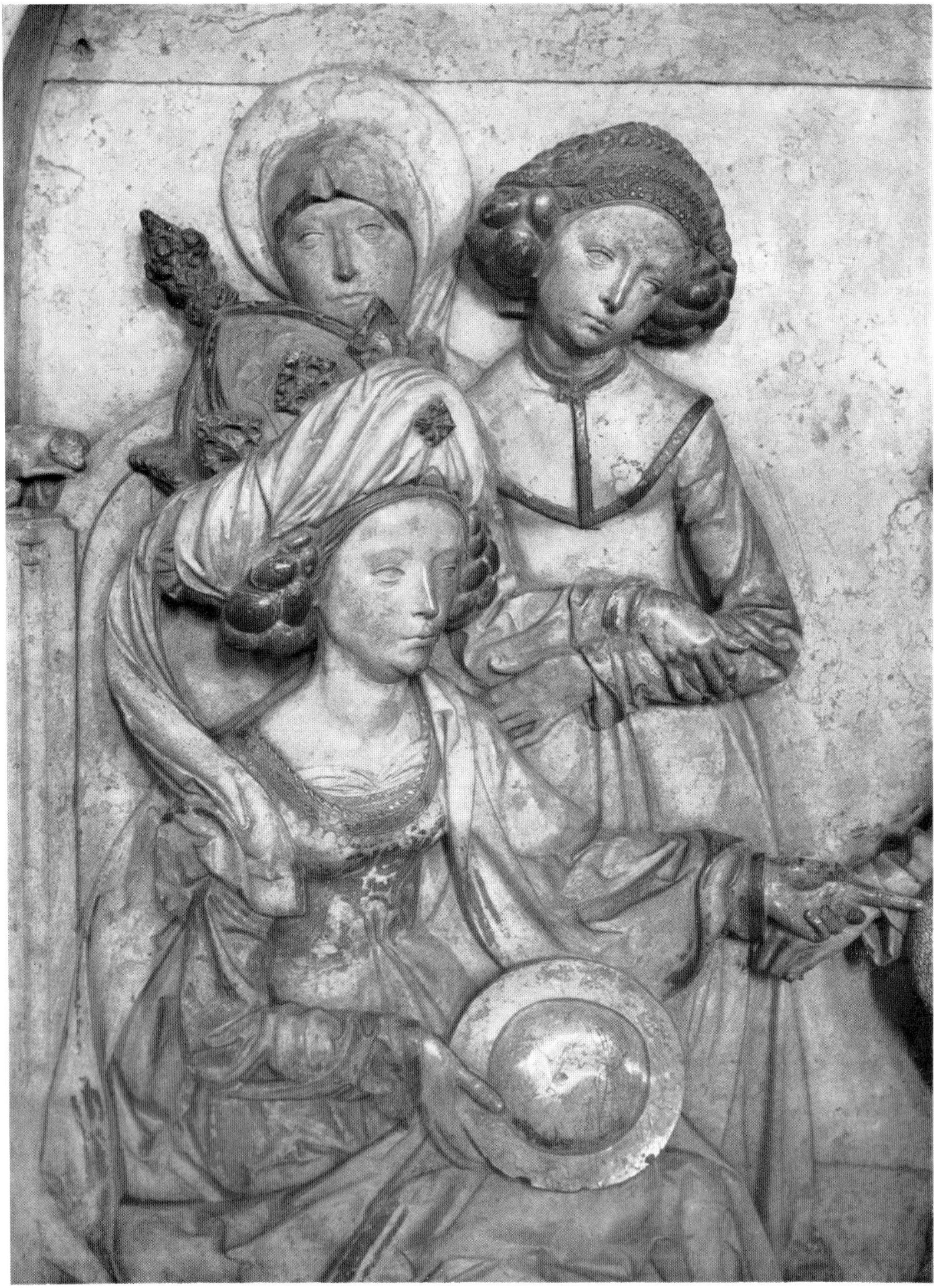

Das Schüsselwunder (Ausschnitt)

Kaisergrab im Bamberger Dom

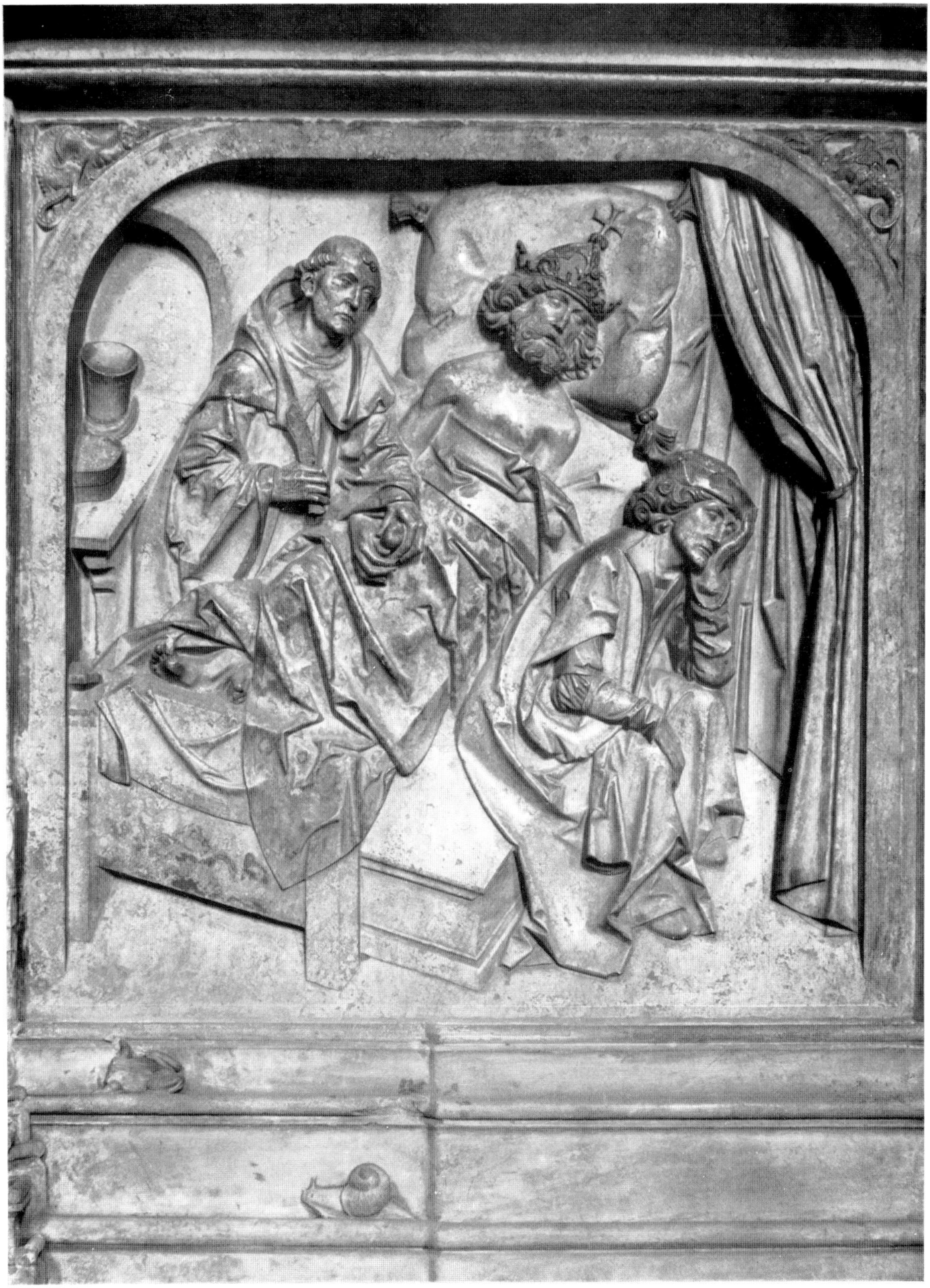

Heilung des Kaisers von schwerem Steinleiden durch den Hl. Benedikt

Kaisergrab im Bamberger Dom

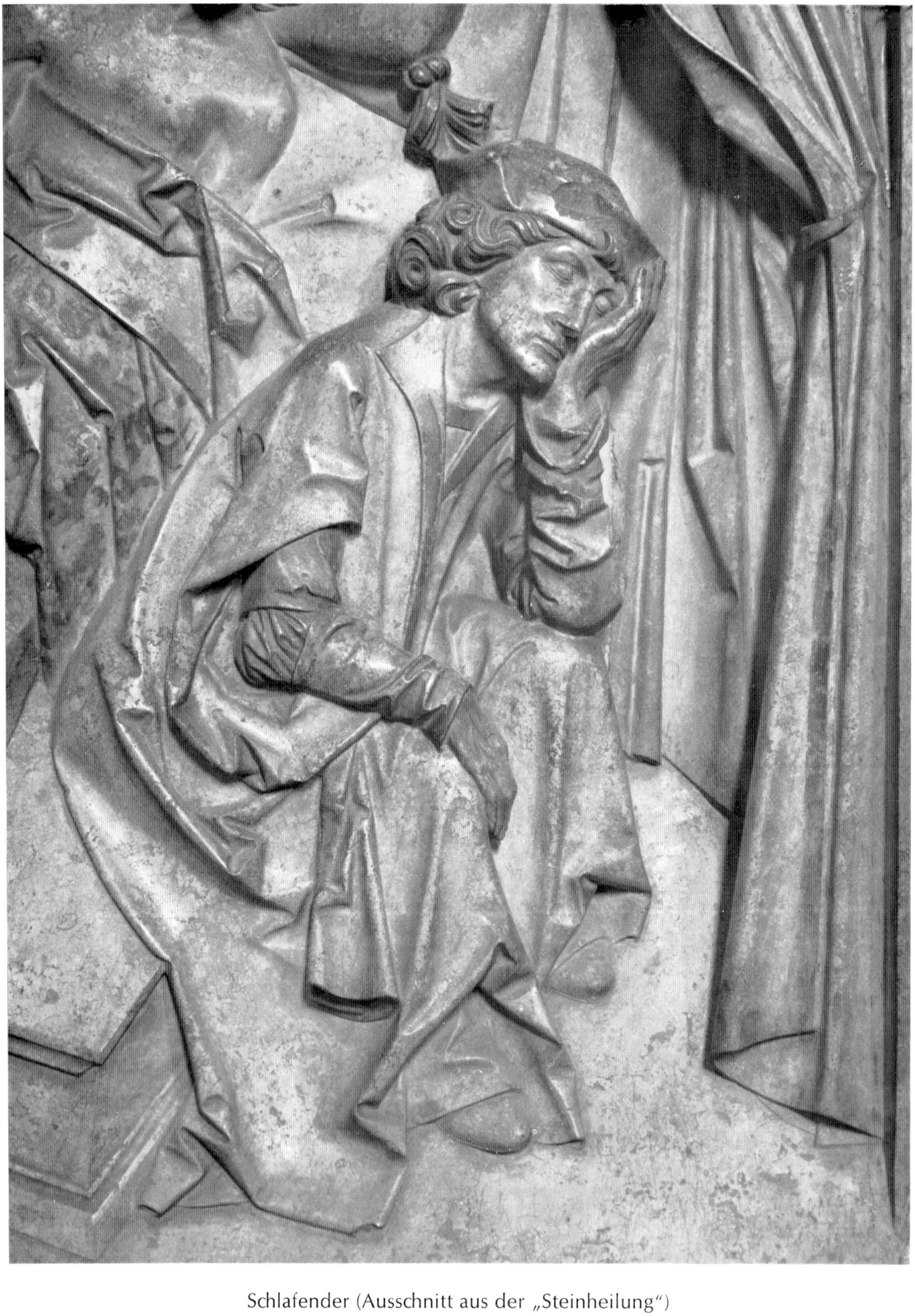

Schlafender (Ausschnitt aus der „Steinheilung")

Kaisergrab im Bamberger Dom

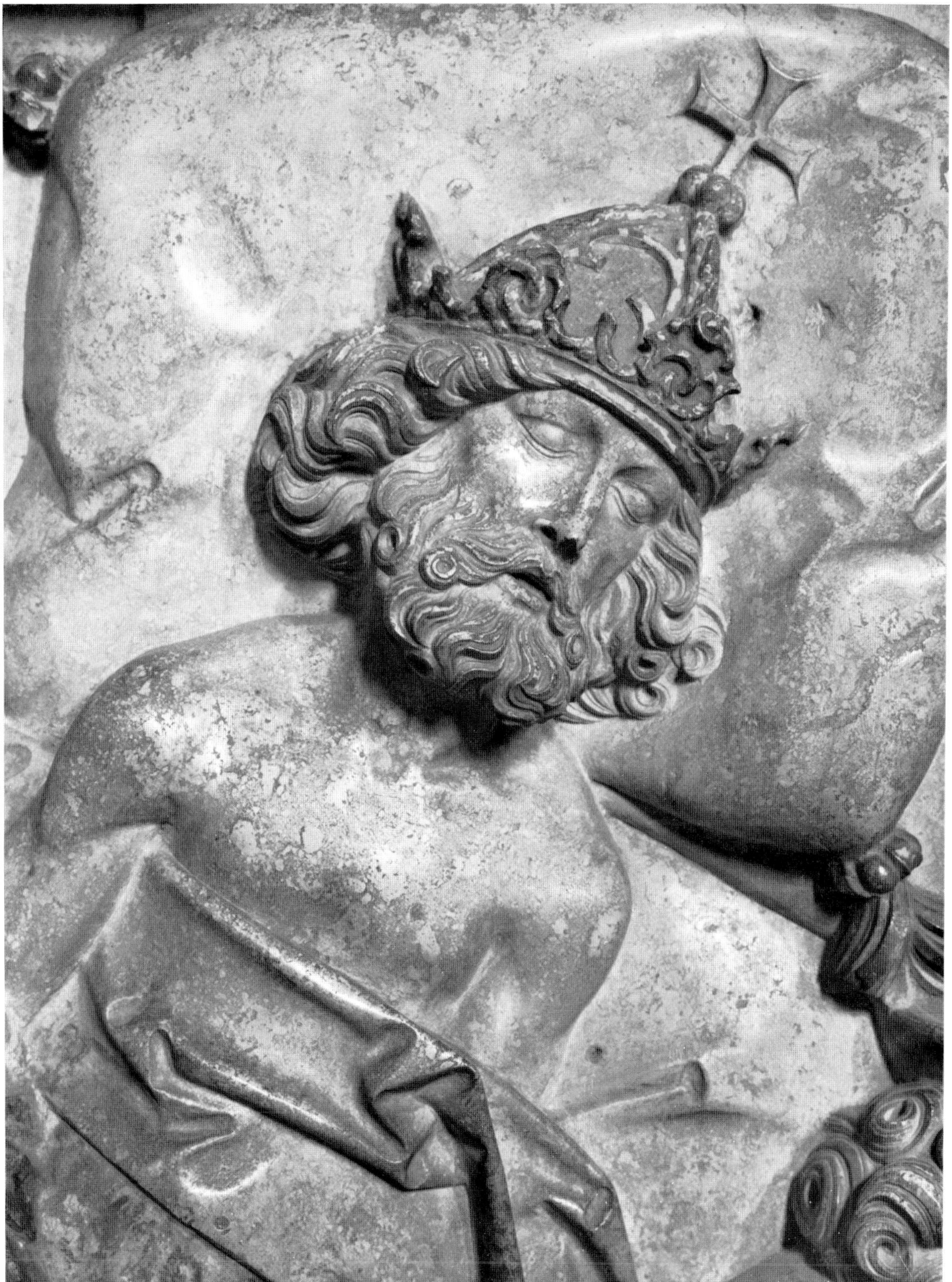

Kopf des Kaisers (Ausschnitt aus der „Steinheilung")

Kaisergrab im Bamberger Dom

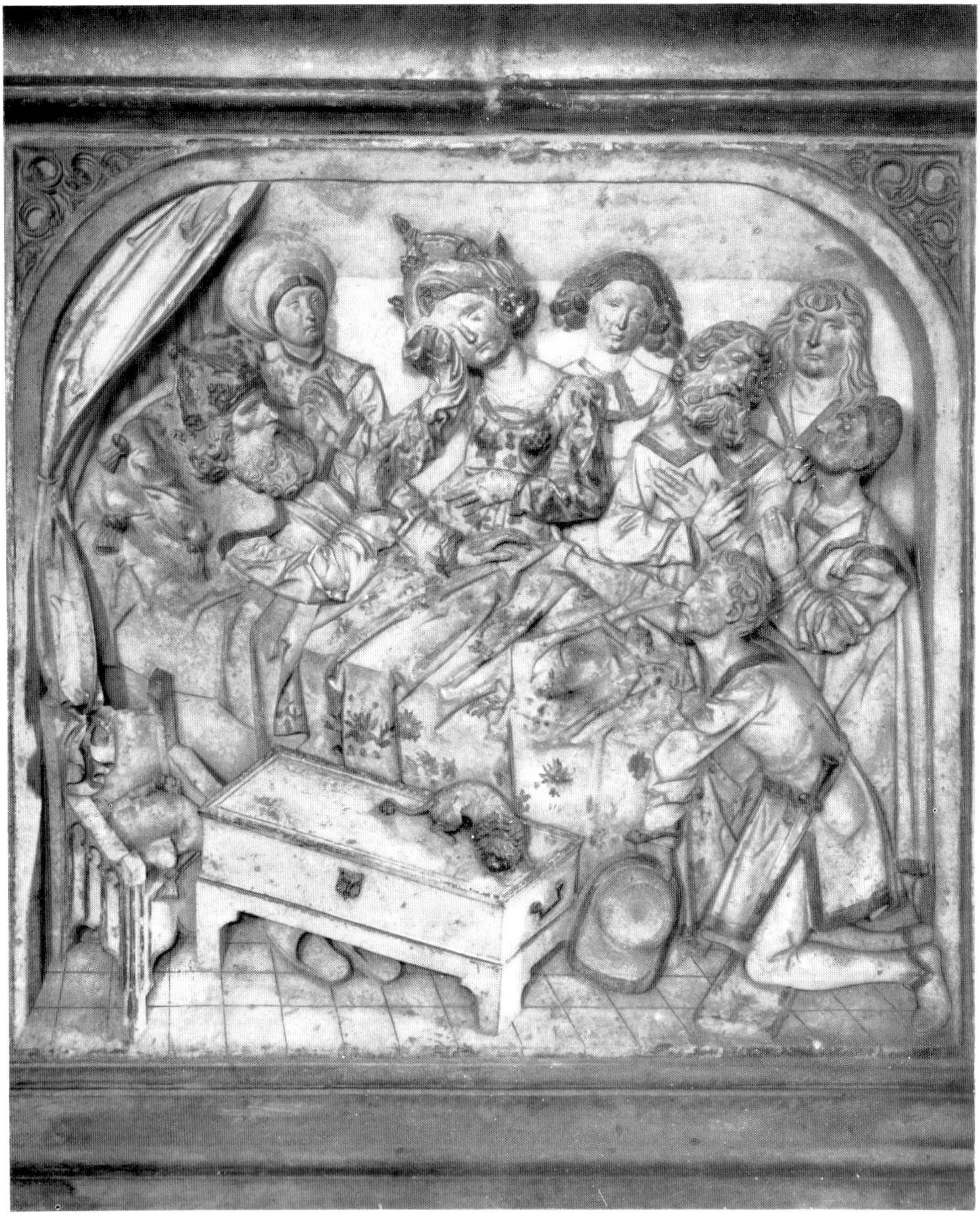

Der Tod des Kaisers

Kaisergrab im Bamberger Dom

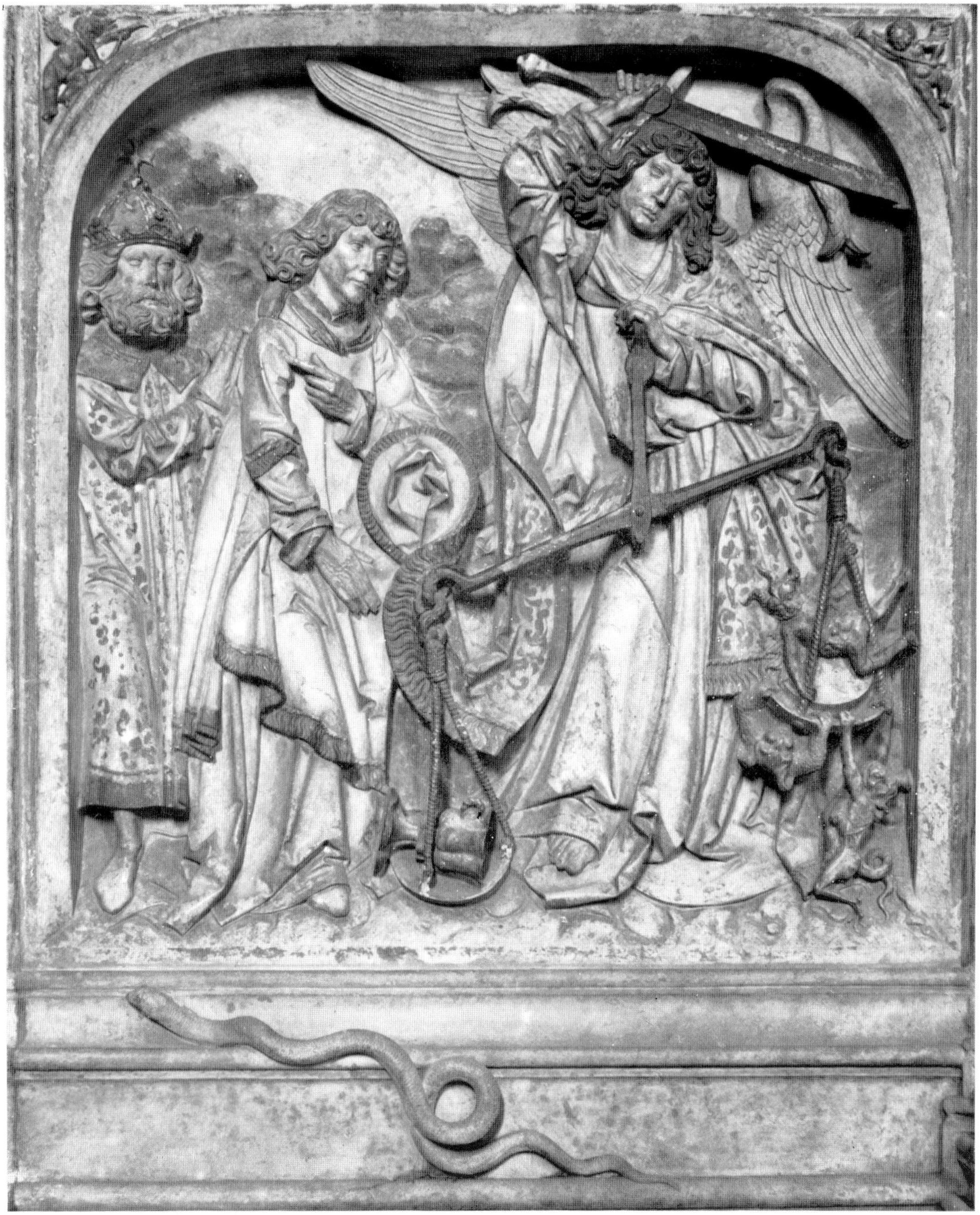

Traum des Kaisers: Die Seelenwägung

Kaisergrab im Bamberger Dom

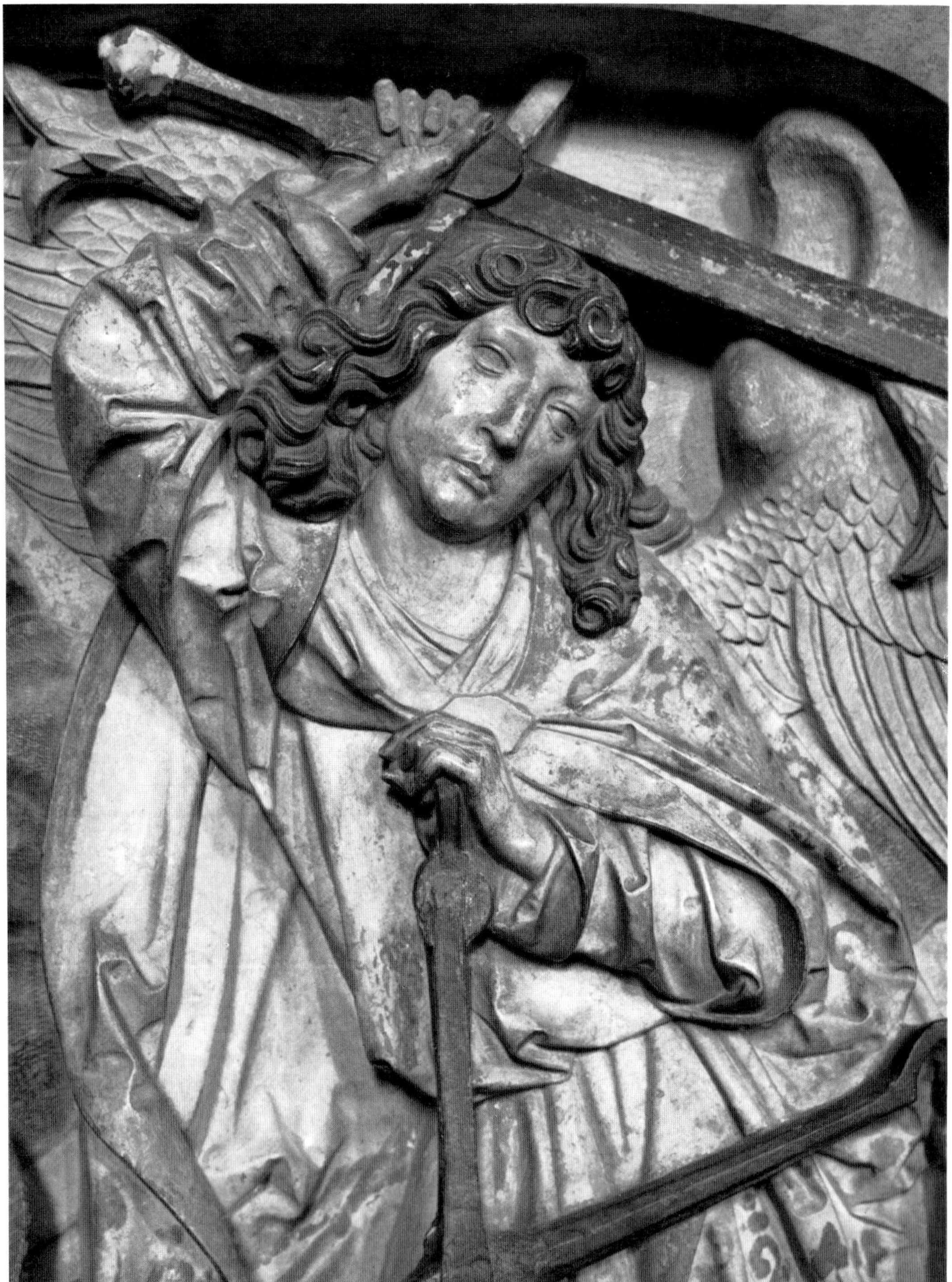

Hl. Michael aus der „Seelenwägung"

Kaisergrab im Bamberger Dom

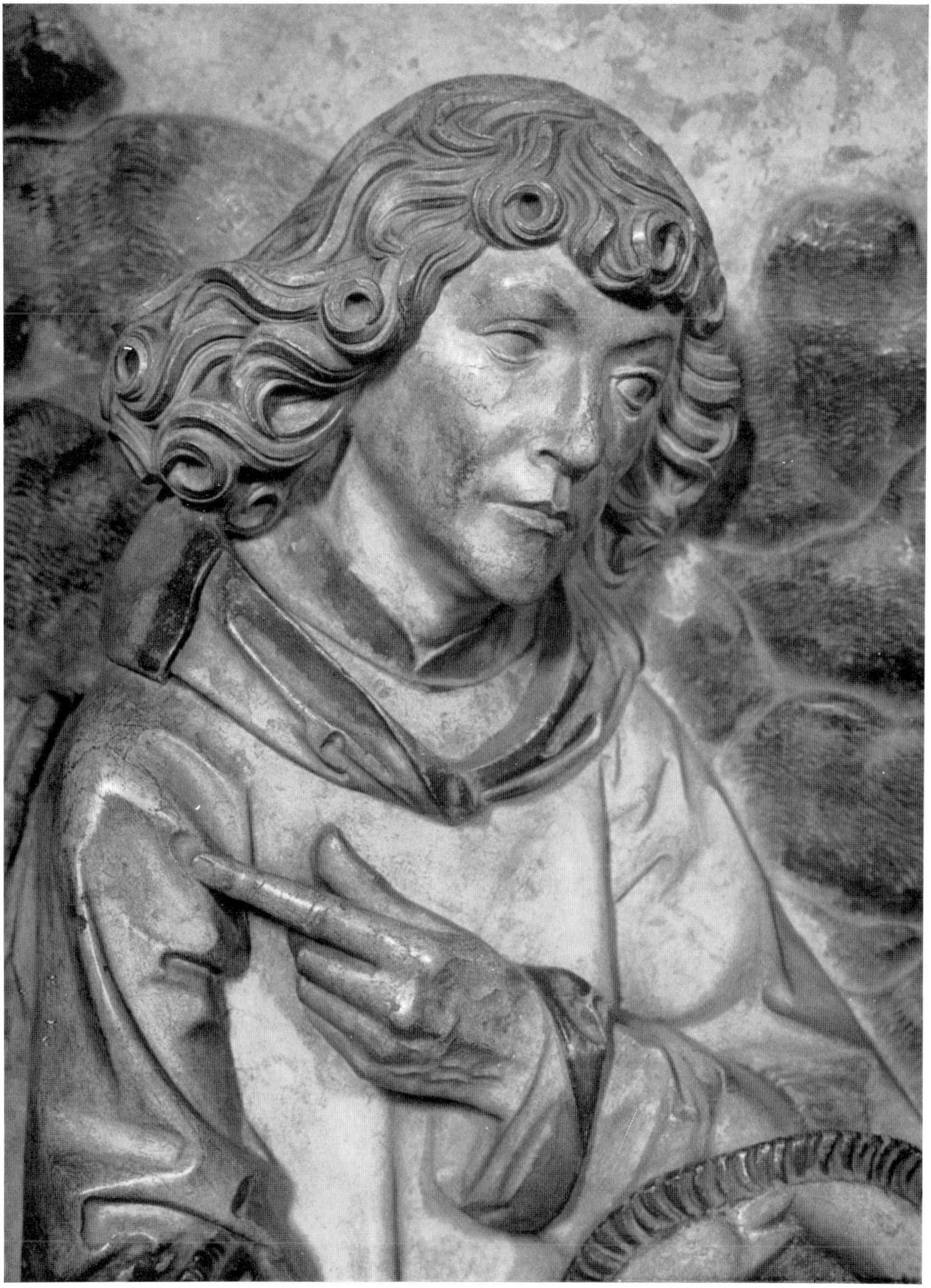

Der Hl. Laurentius aus der „Seelenwägung"

Kaisergrab im Bamberger Dom

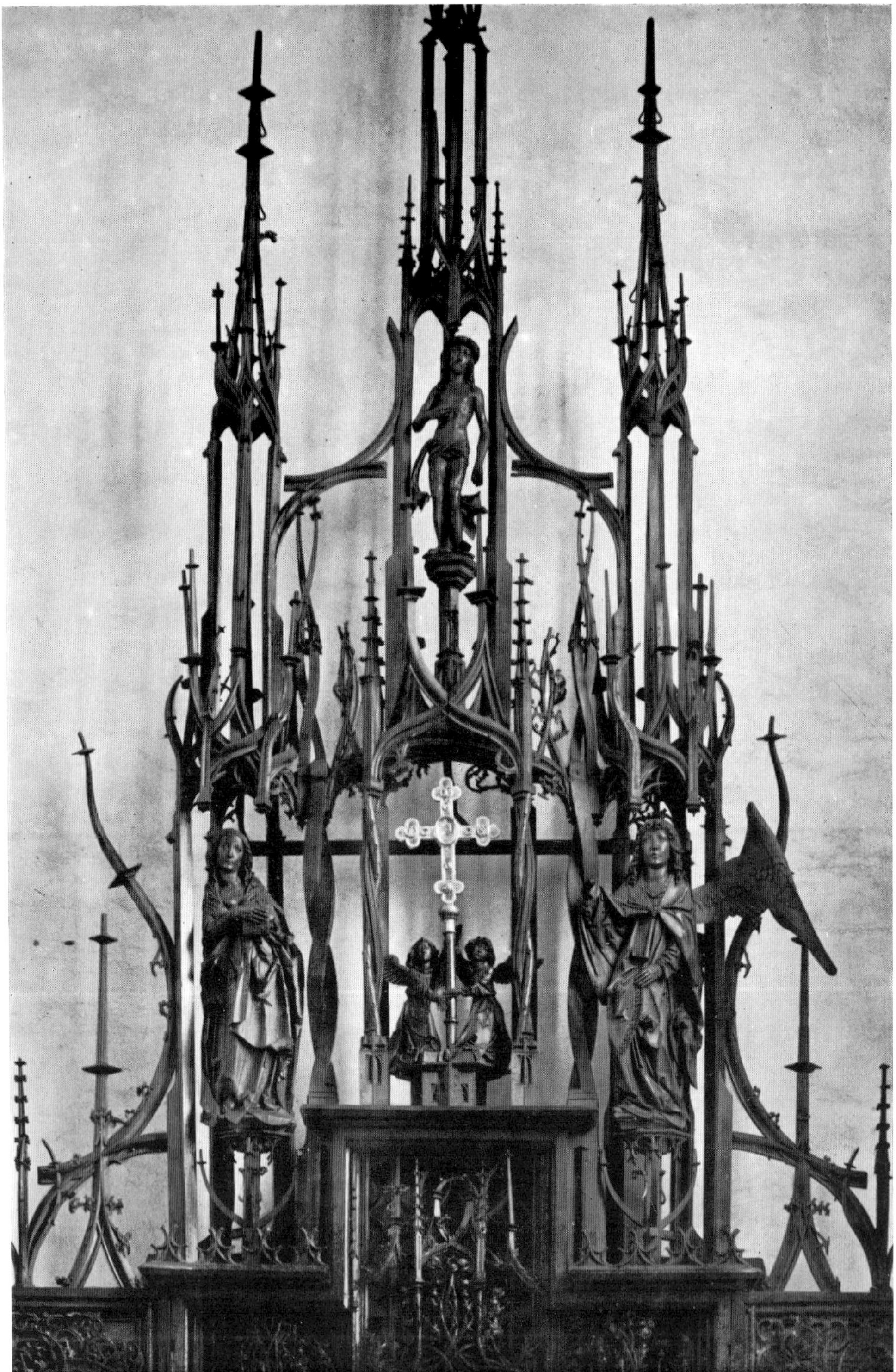

Gespreng des Heiligblutaltars in Rothenburg

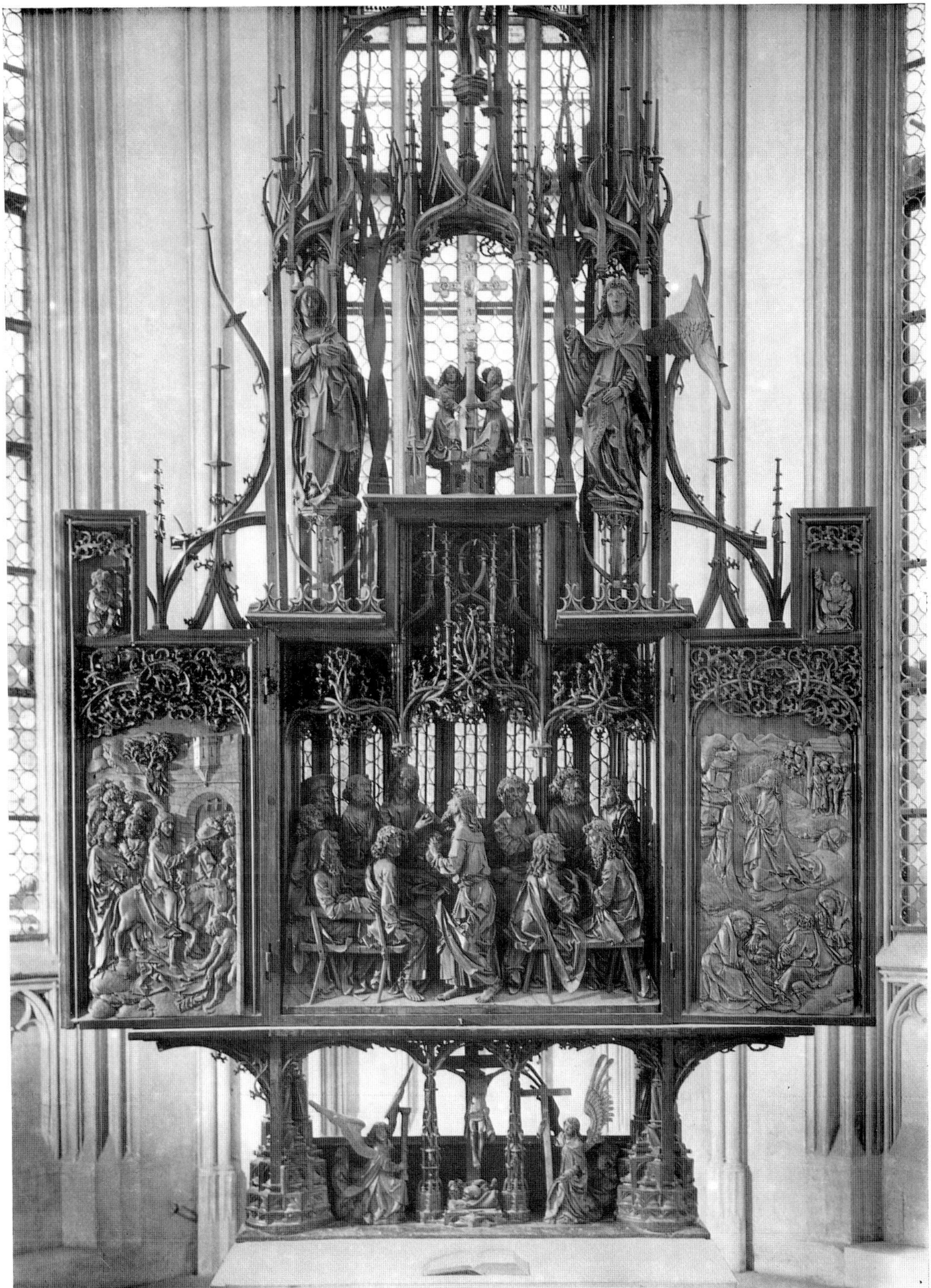

Heiligblutaltar in Rothenburg ob der Tauber, St. Jakobs-Kirche

1501–1504

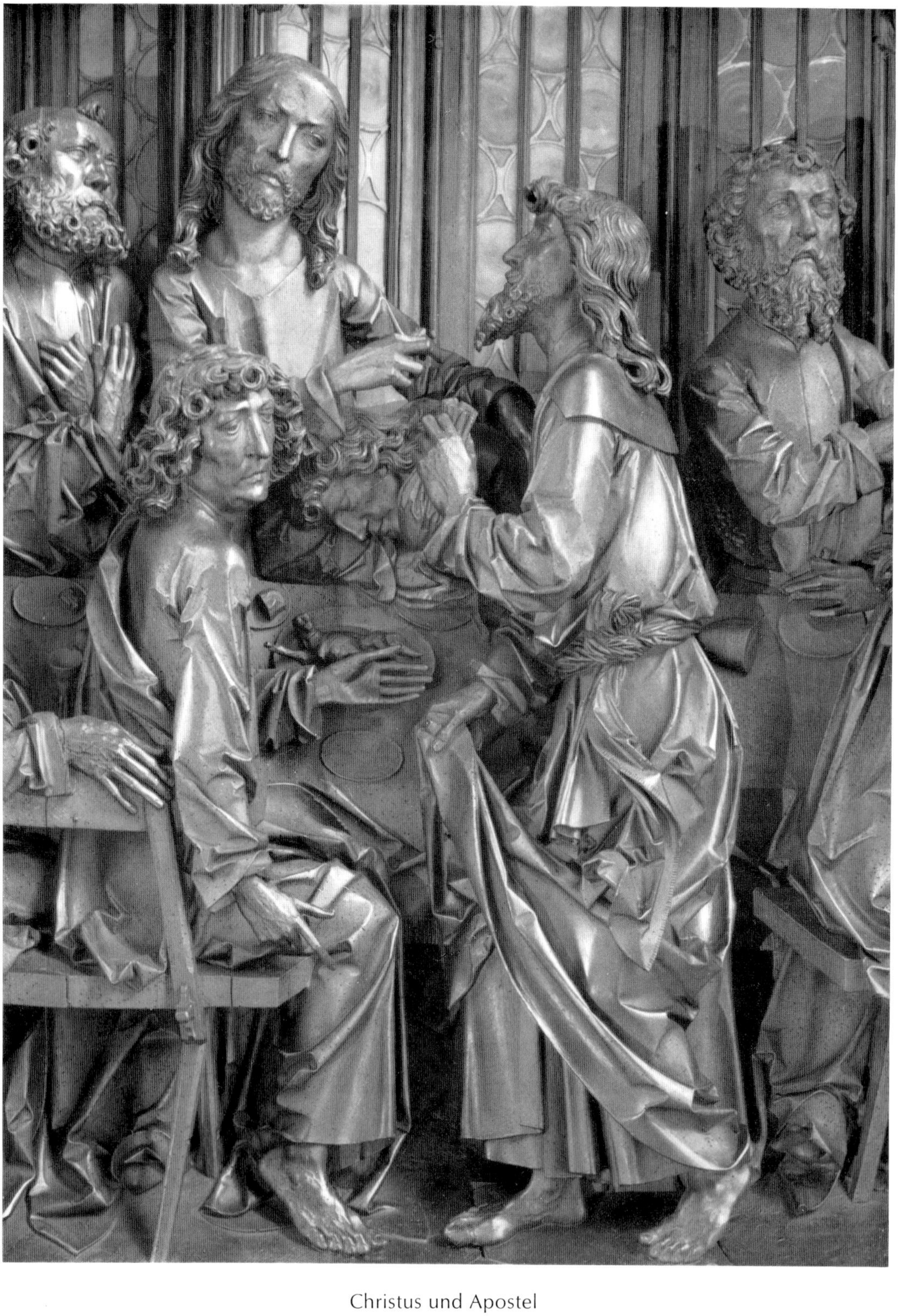

Christus und Apostel

Heiligblutaltar in Rothenburg ob der Tauber

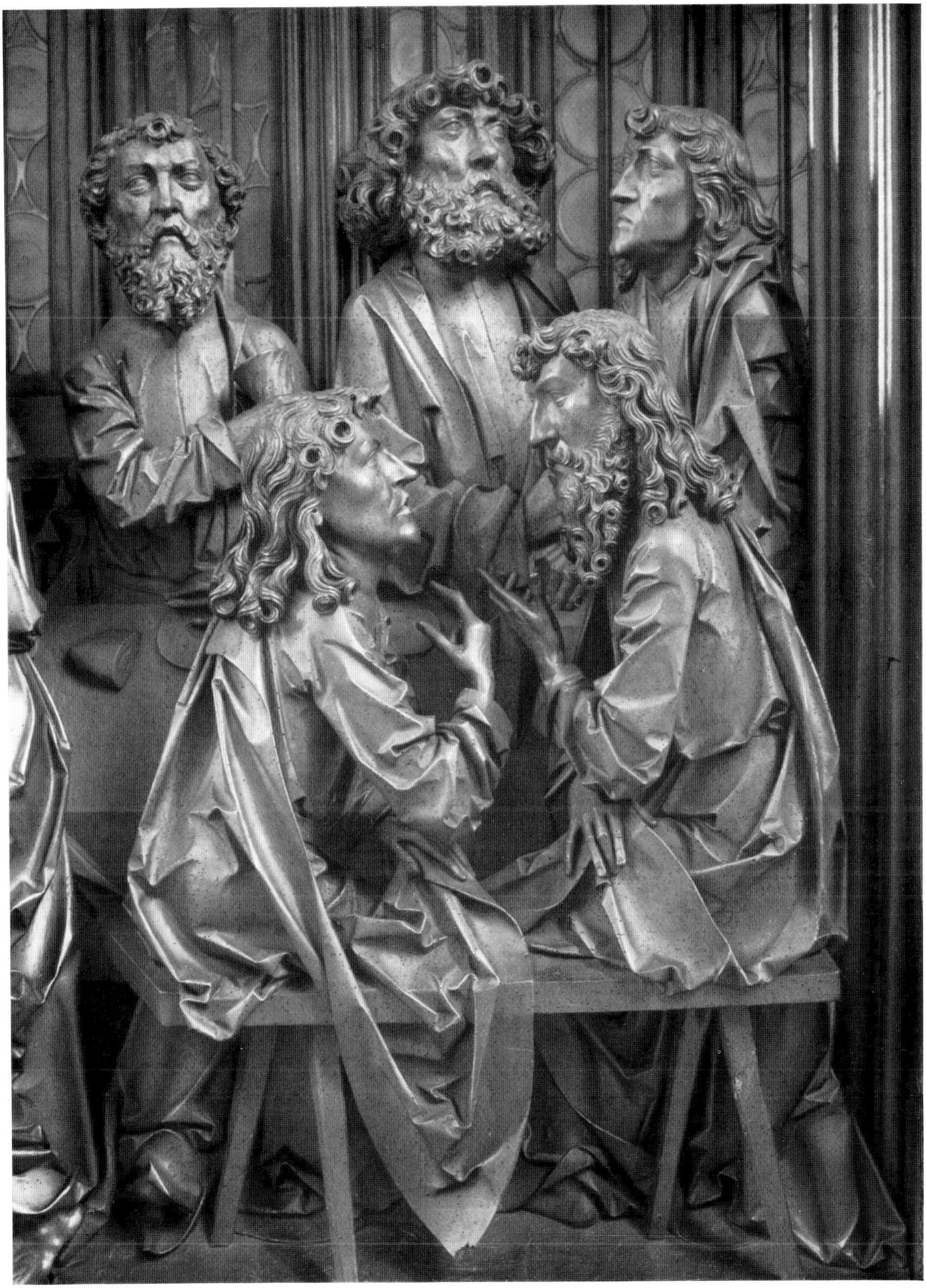

Apostelgruppe

Heiligblutaltar in Rothenburg ob der Tauber

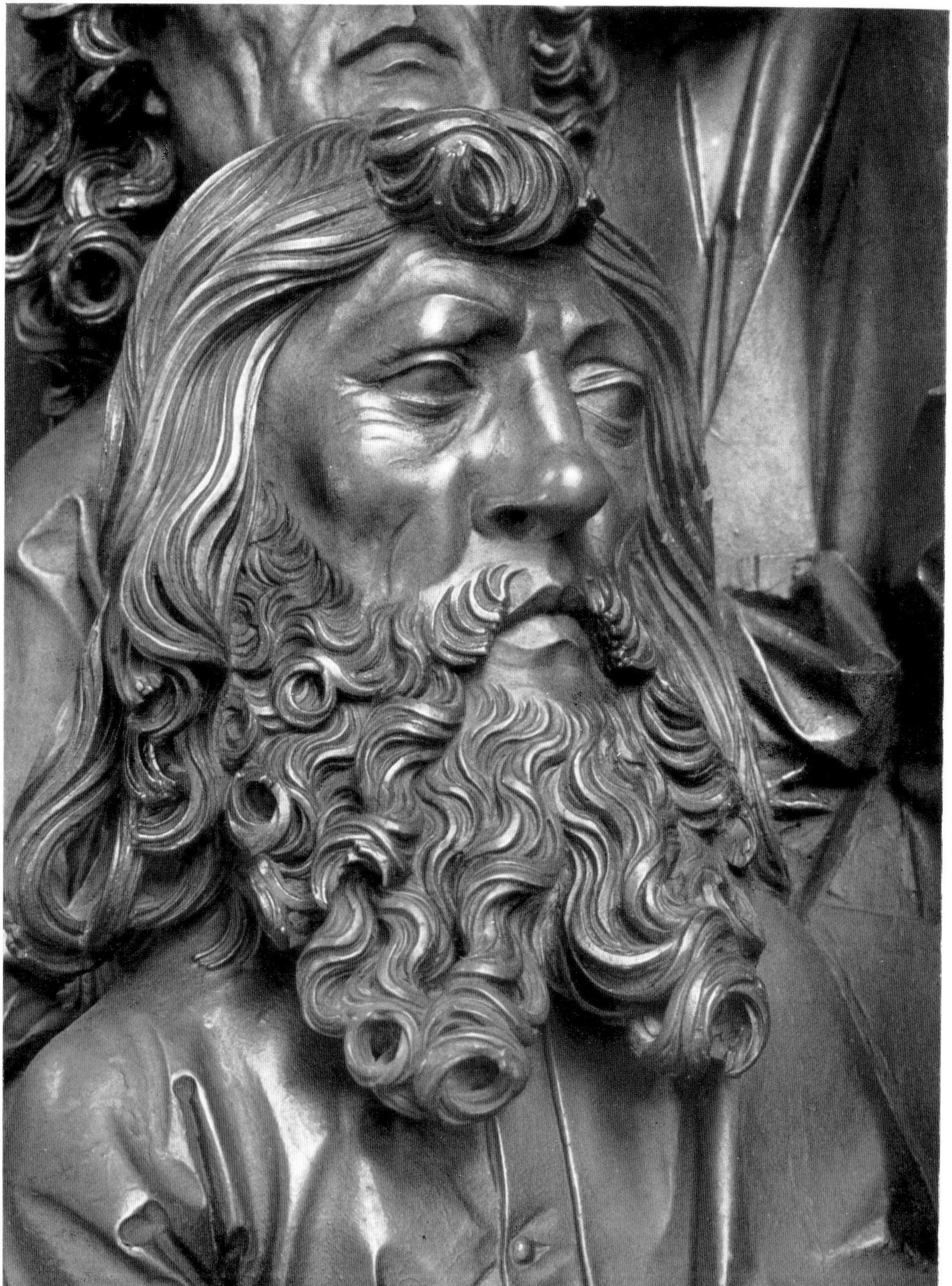

Ein Apostel

Heiligblutaltar in Rothenburg ob der Tauber

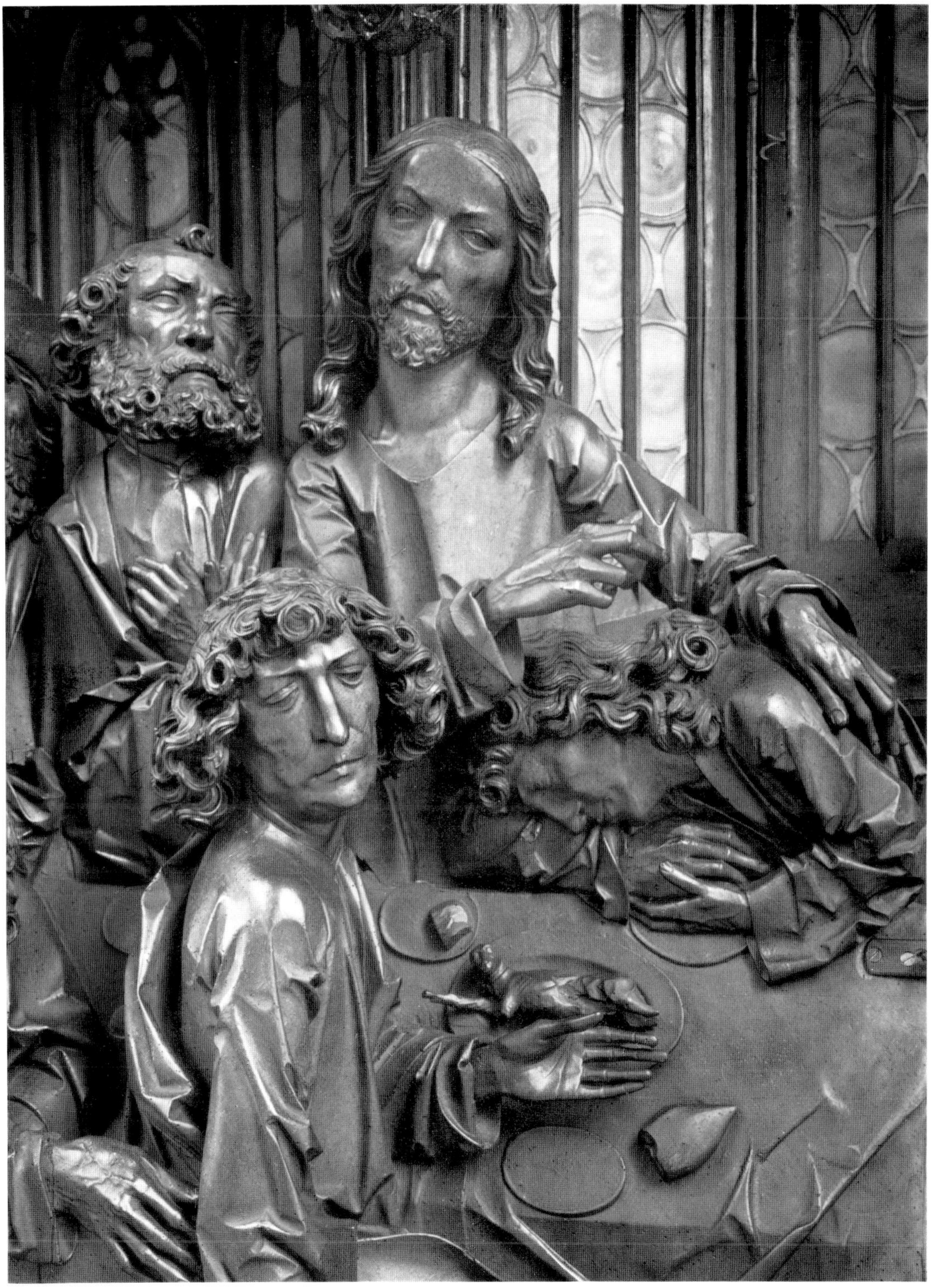

Abendmahlsgruppe

Heiligblutaltar in Rothenburg ob der Tauber

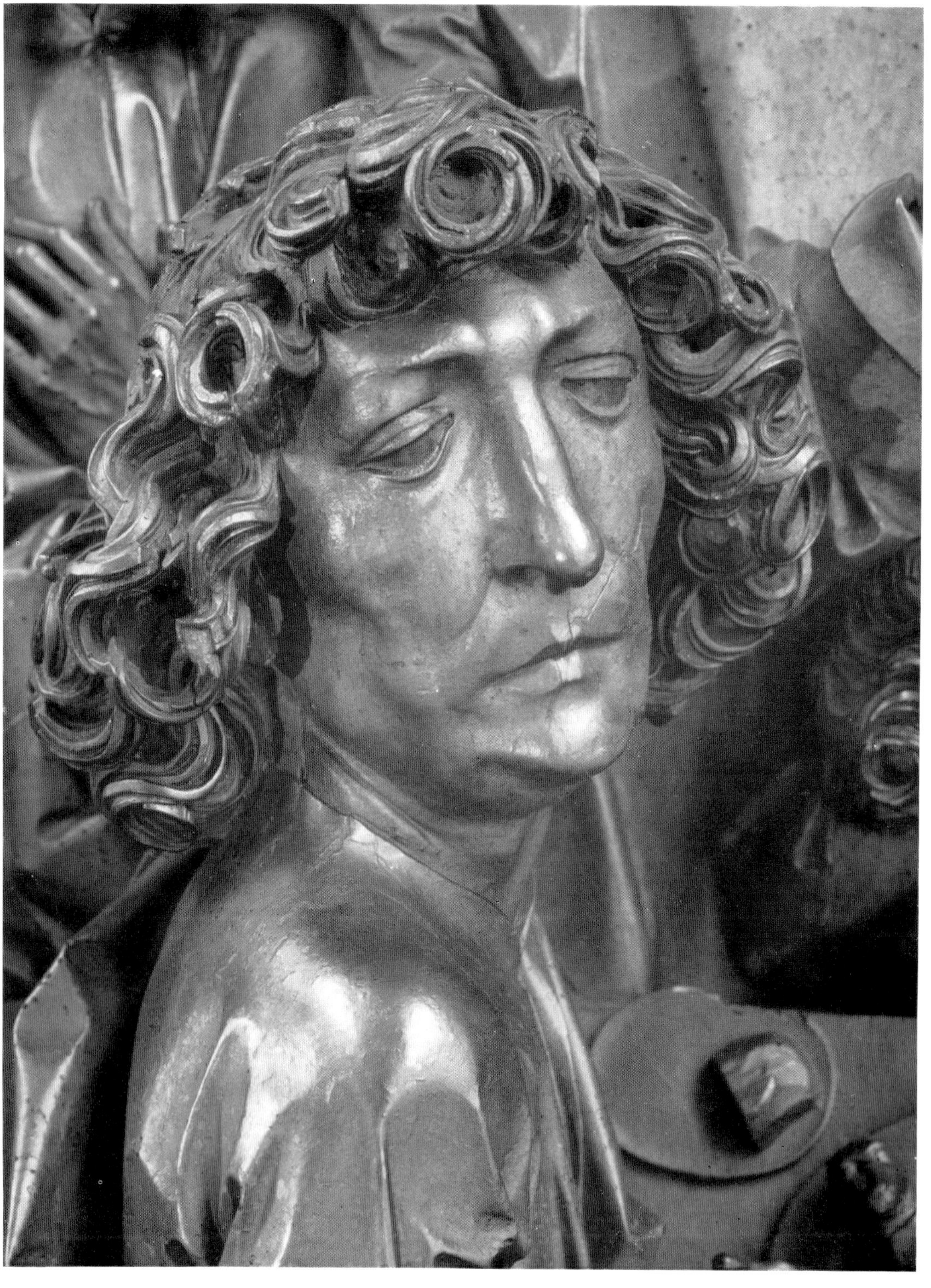

Ein Apostel

Heiligblutaltar in Rothenburg ob der Tauber

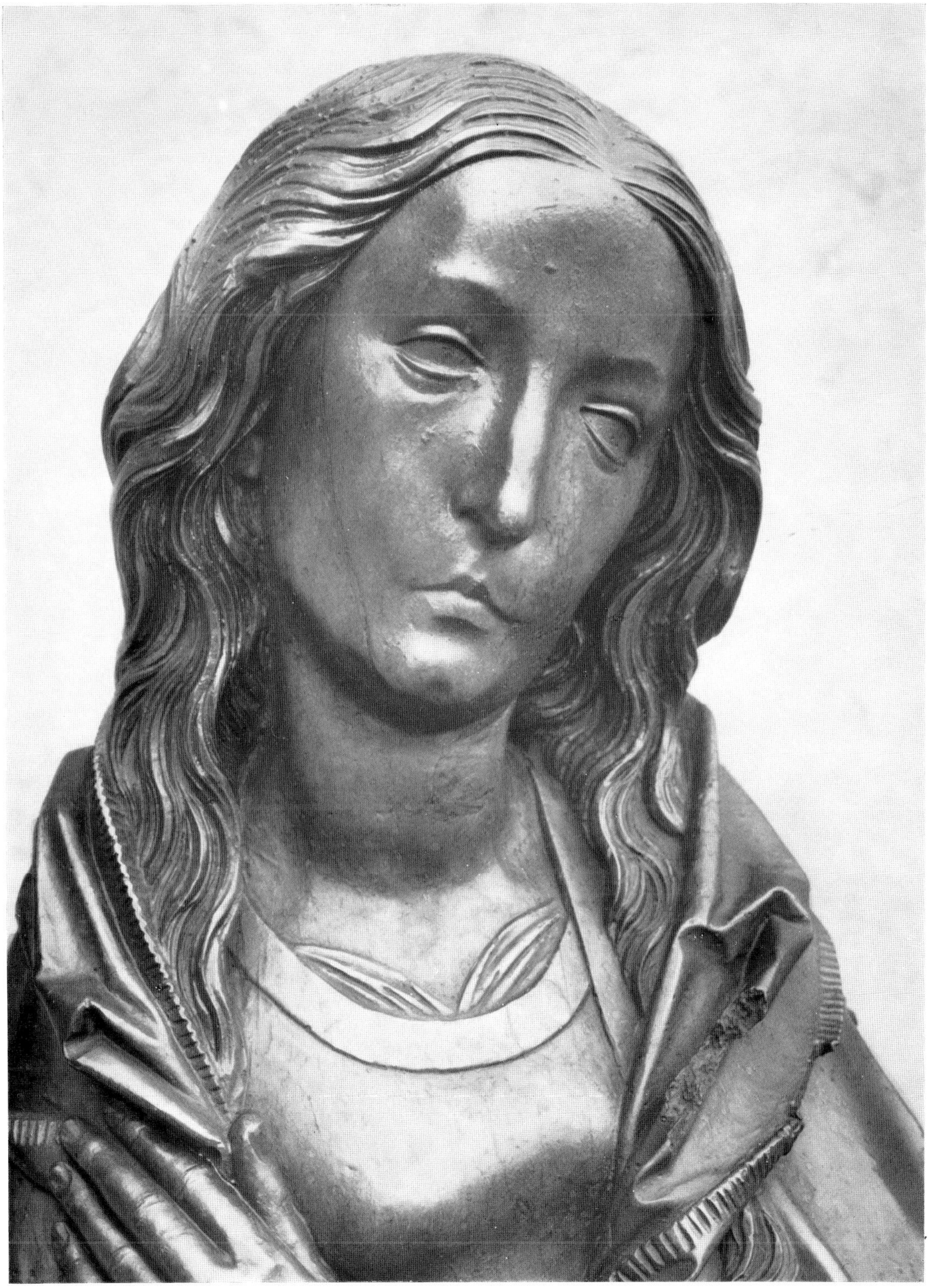

Maria

Von der „Verkündigung" im Gespreng des Heiligblutaltars in Rothenburg ob der Tauber

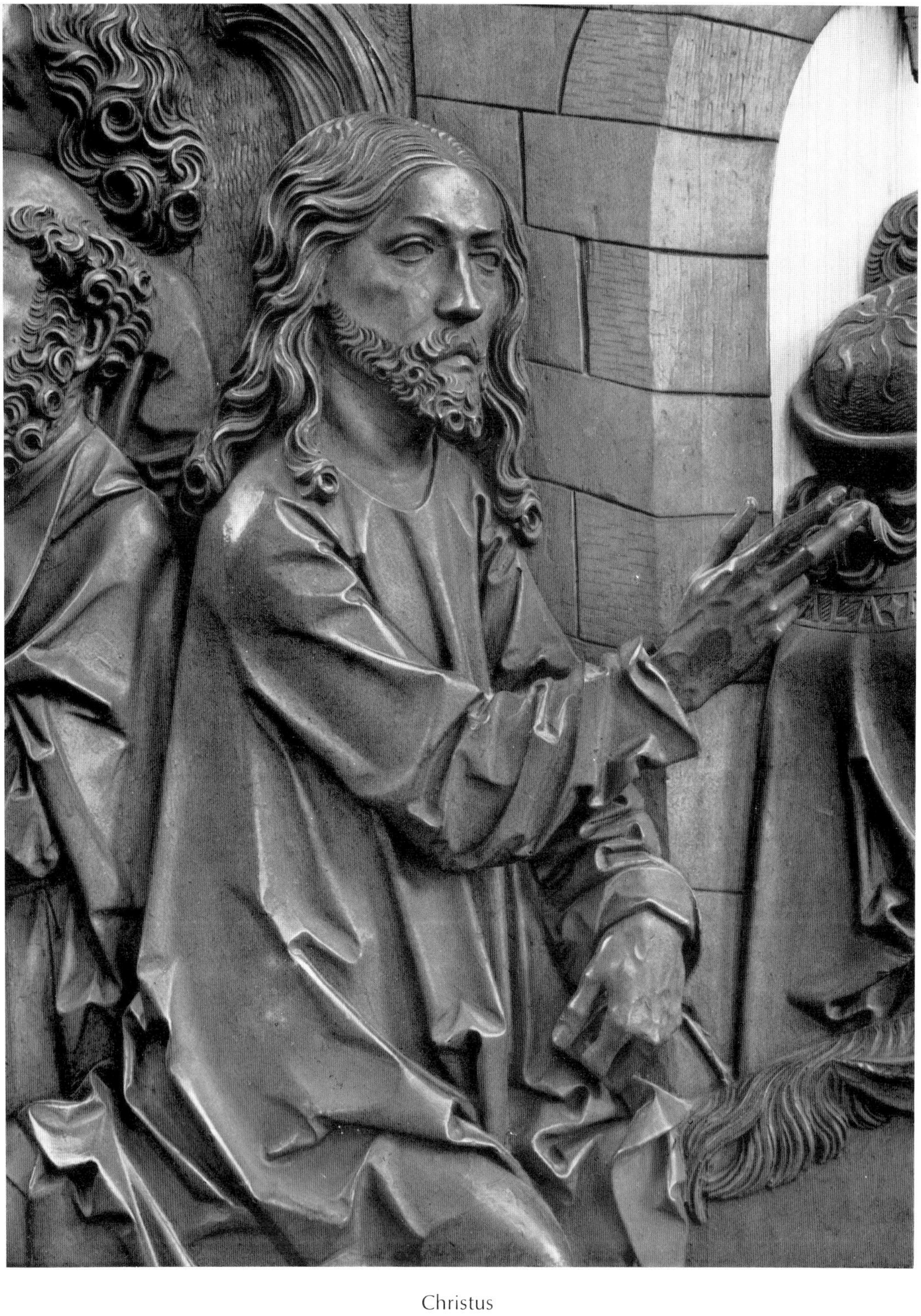

Christus

Vom „Einzug in Jerusalem". Linker Flügel des Heiligblutaltars in Rothenburg ob der Tauber

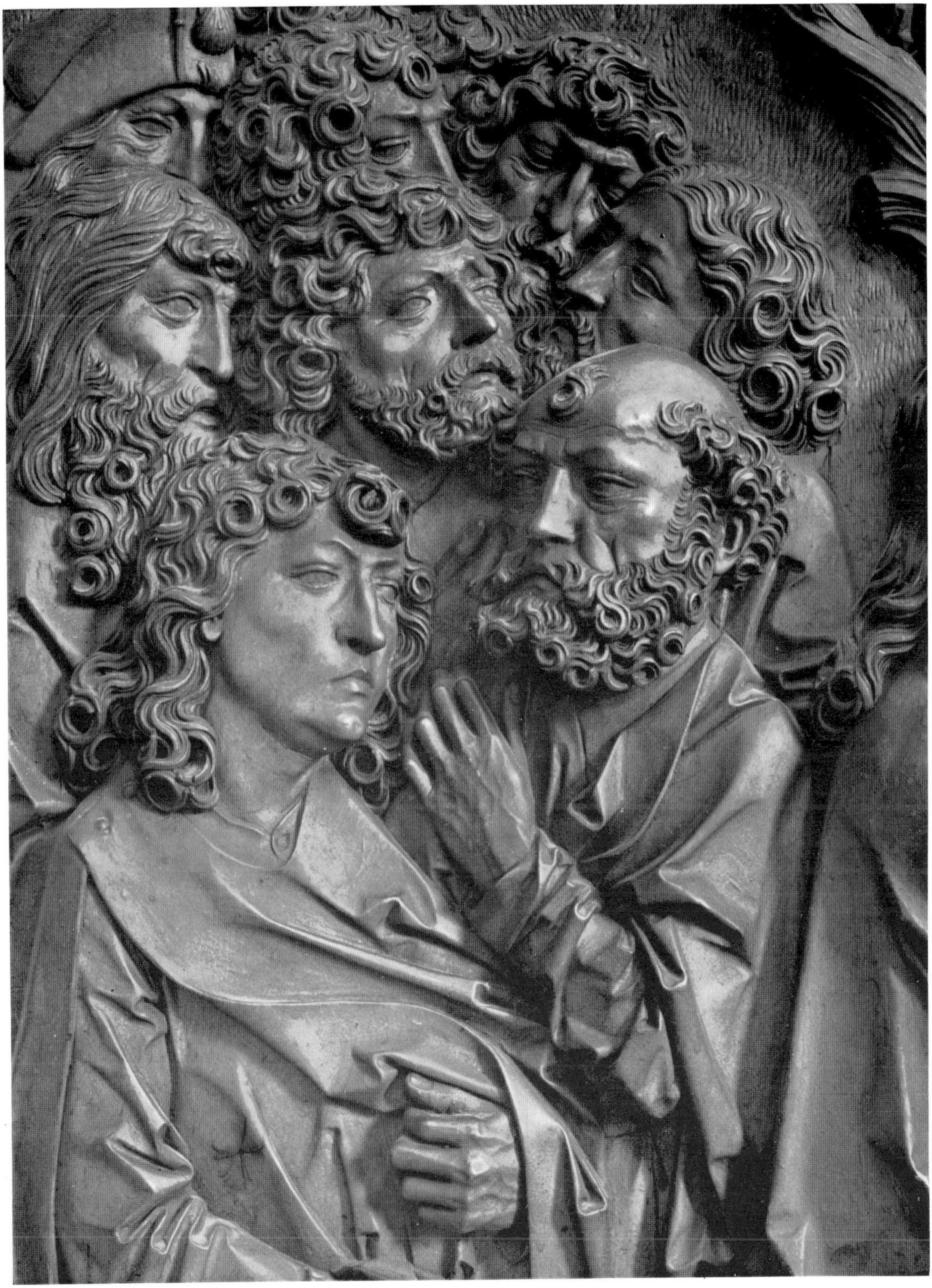

Gruppe der Jünger

Vom „Einzug in Jerusalem“. Linker Flügel des Heiligblutaltars in Rothenburg ob der Tauber

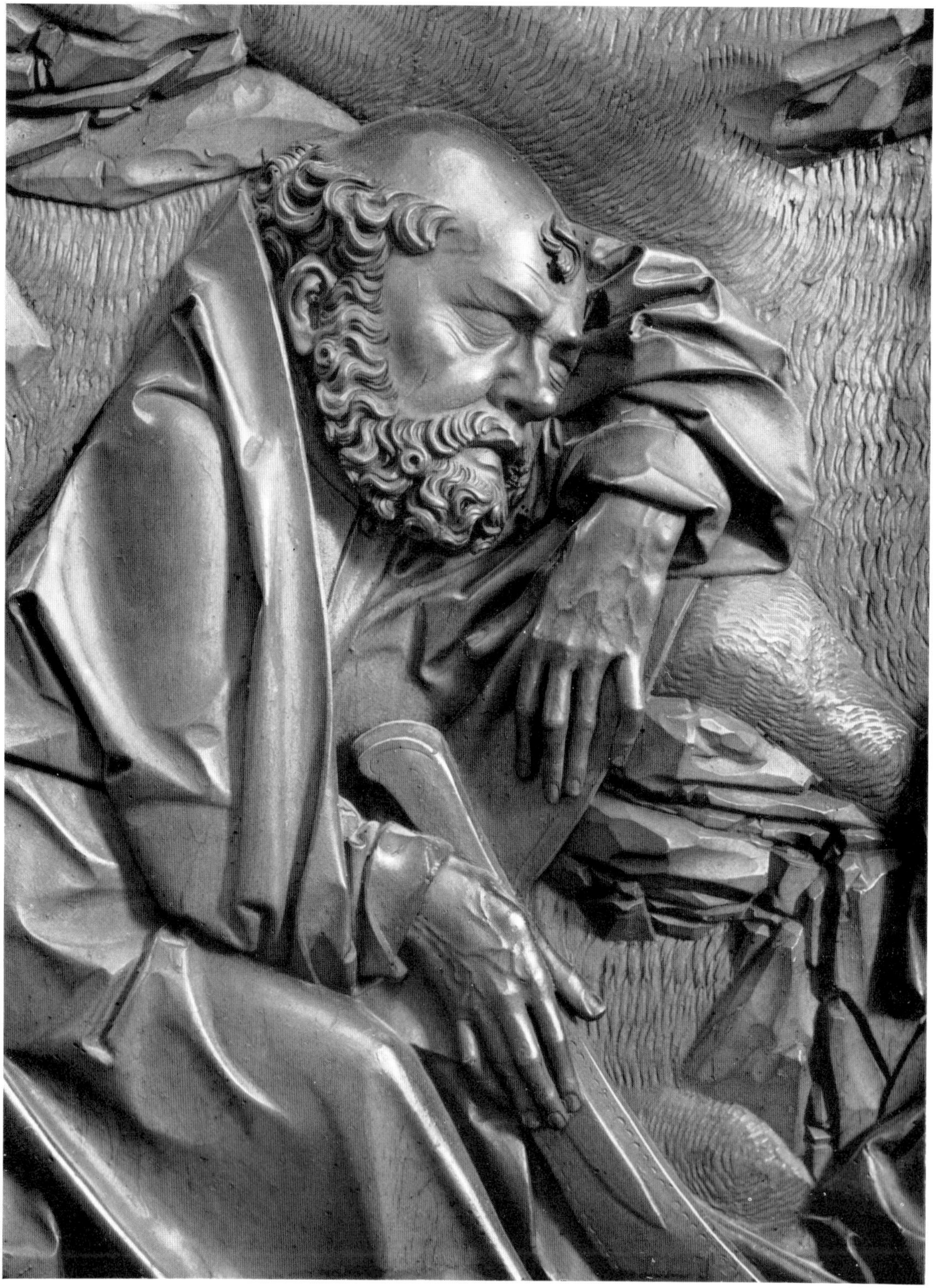

Schlafender Petrus

Rechter Flügel des Heiligblutaltars in Rothenburg ob der Tauber

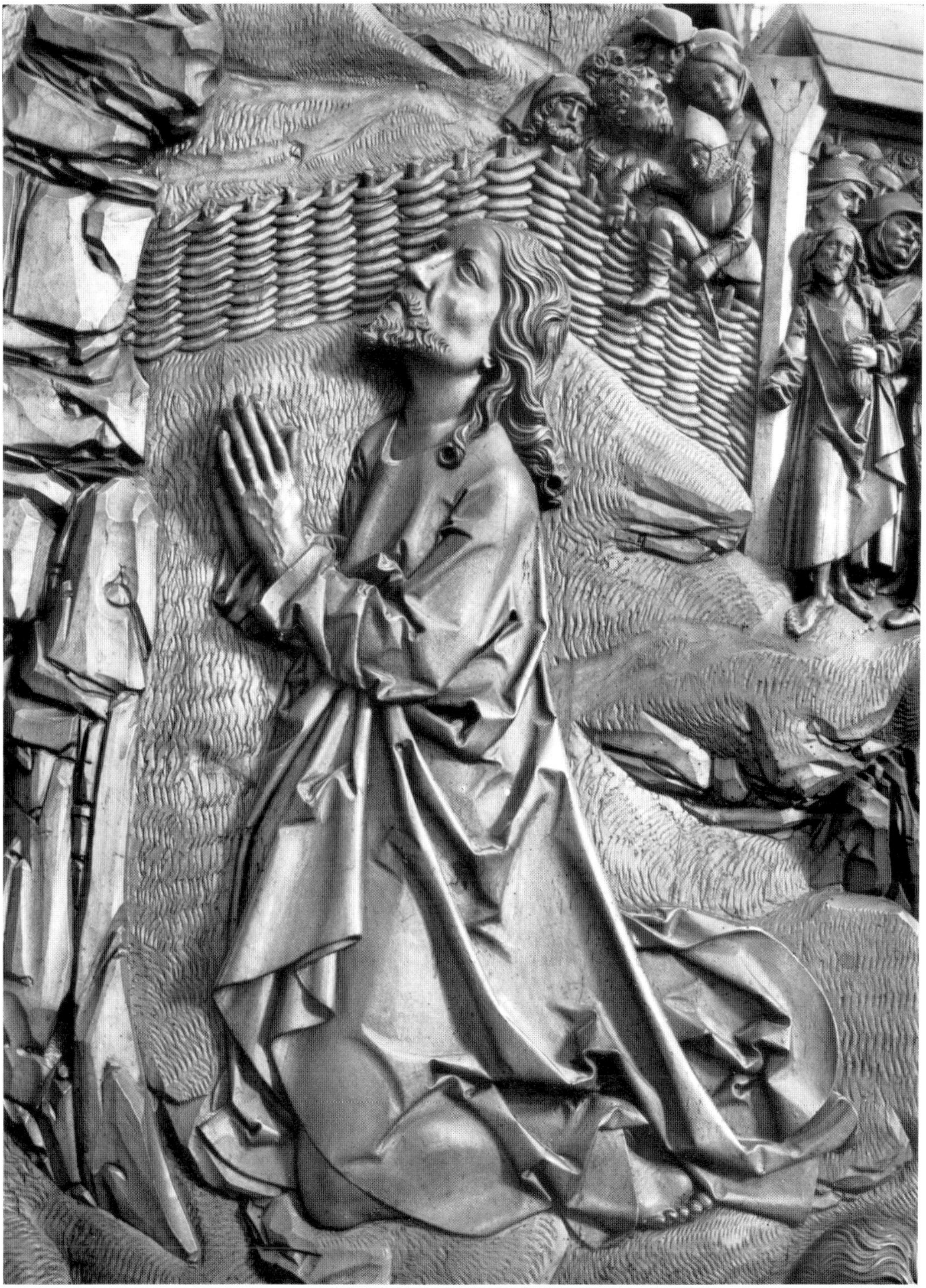

Christus in Gethsemane

Rechter Flügel des Heiligblutaltars in Rothenburg ob der Tauber

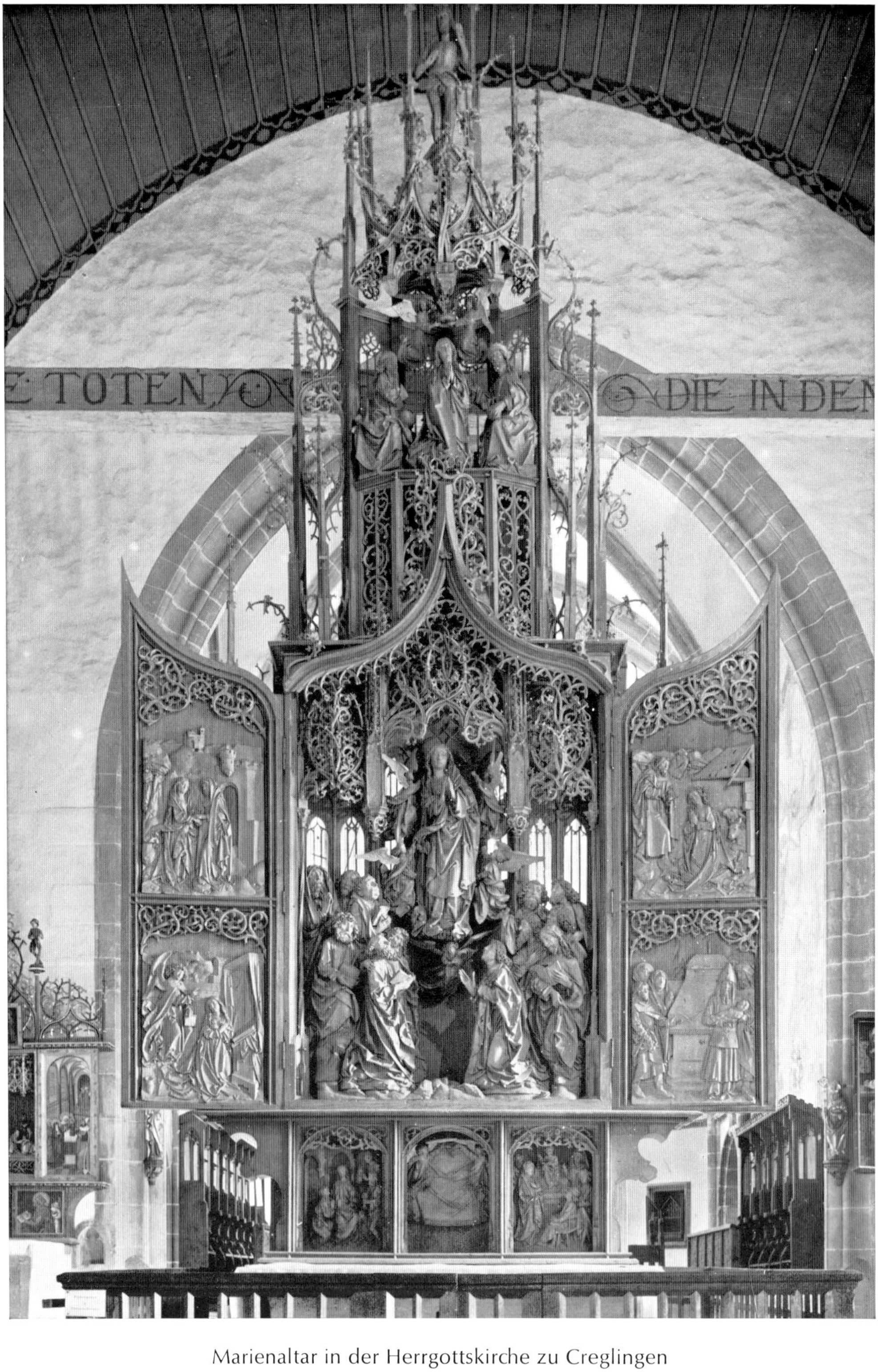

Marienaltar in der Herrgottskirche zu Creglingen

Um 1505–1510

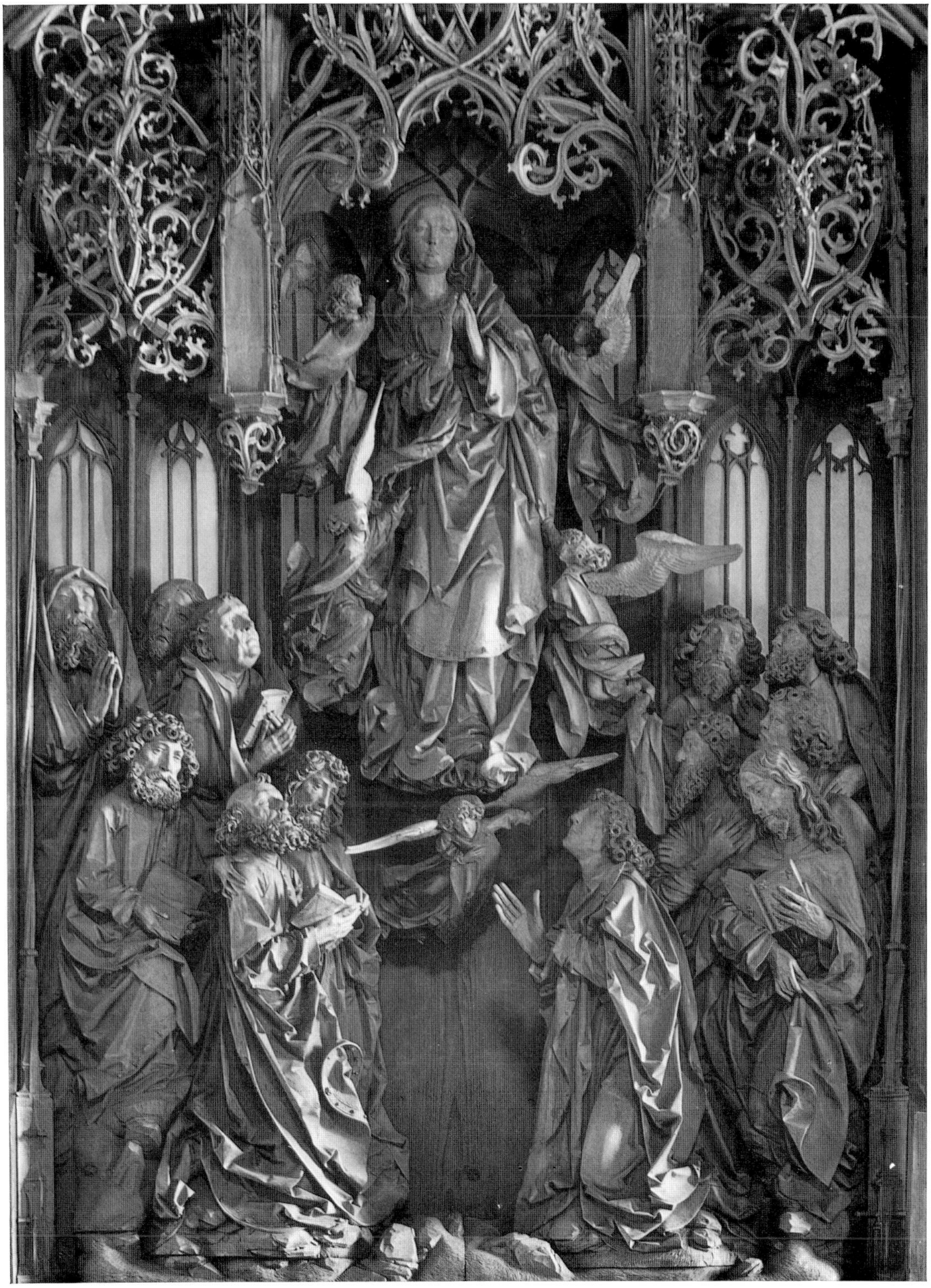

Schrein des Marienaltars in Creglingen

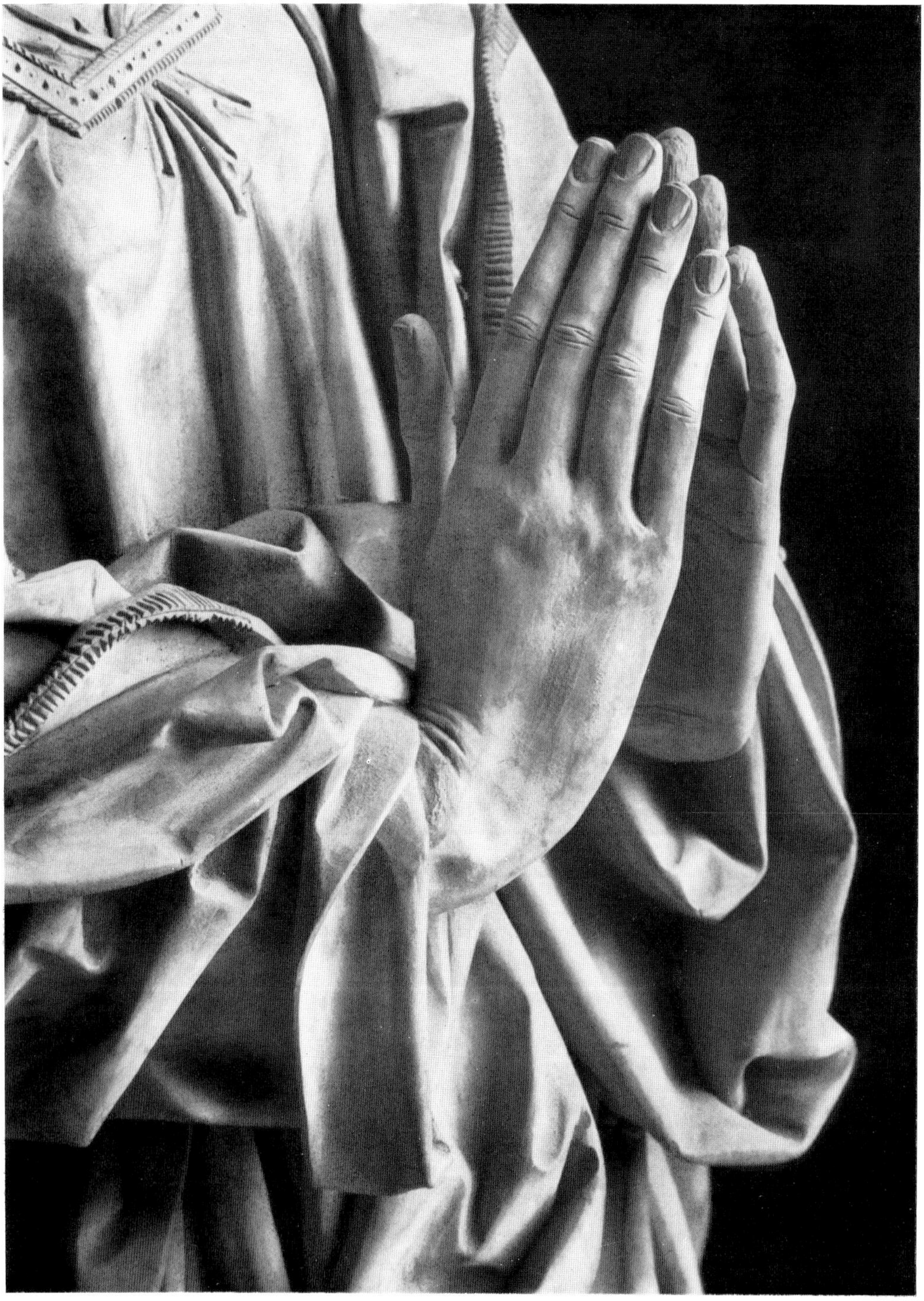

Hände der Maria

Marienaltar in Creglingen

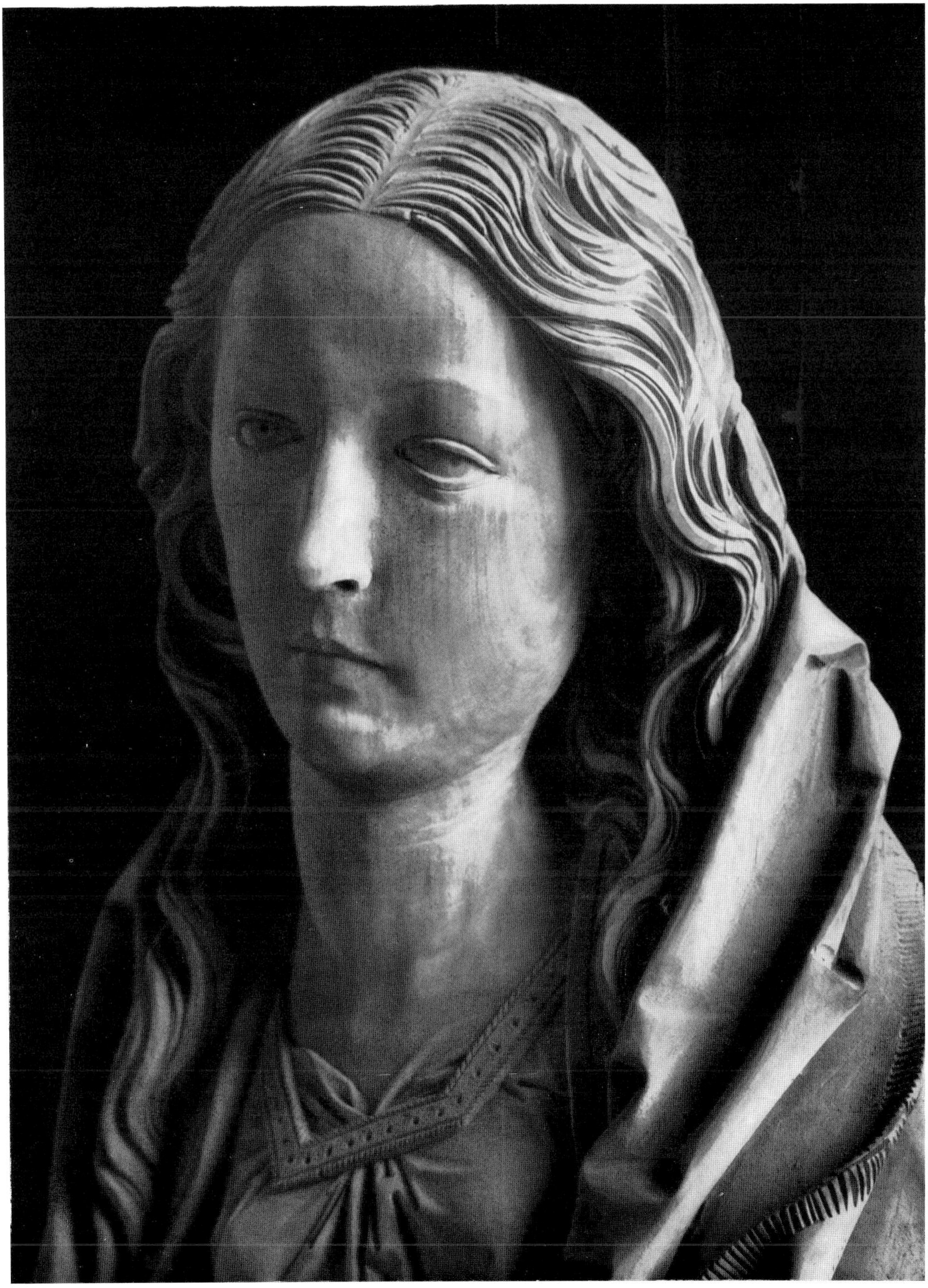

Maria

Marienaltar in Creglingen

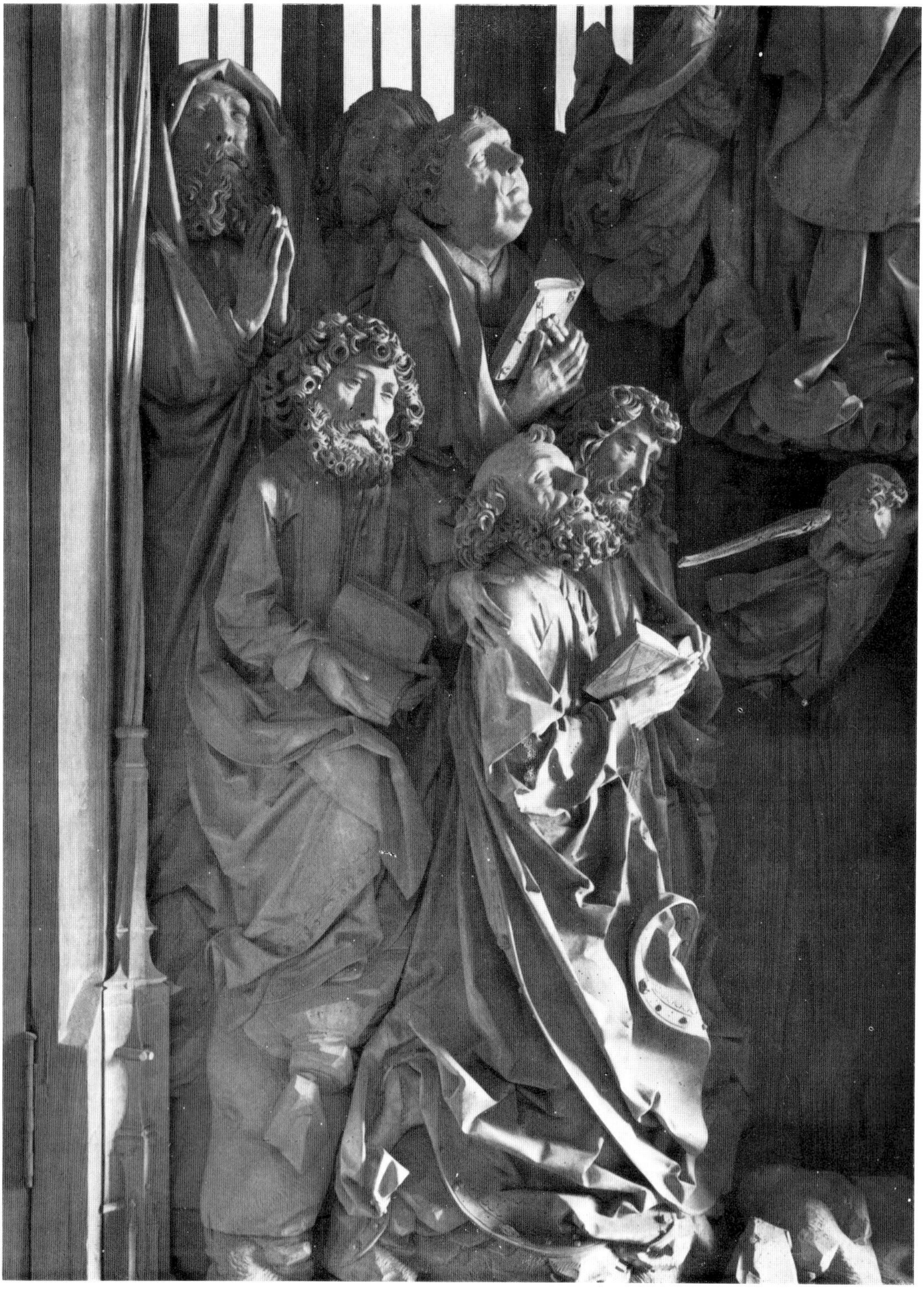

Linke Apostelgruppe

Marienaltar in Creglingen

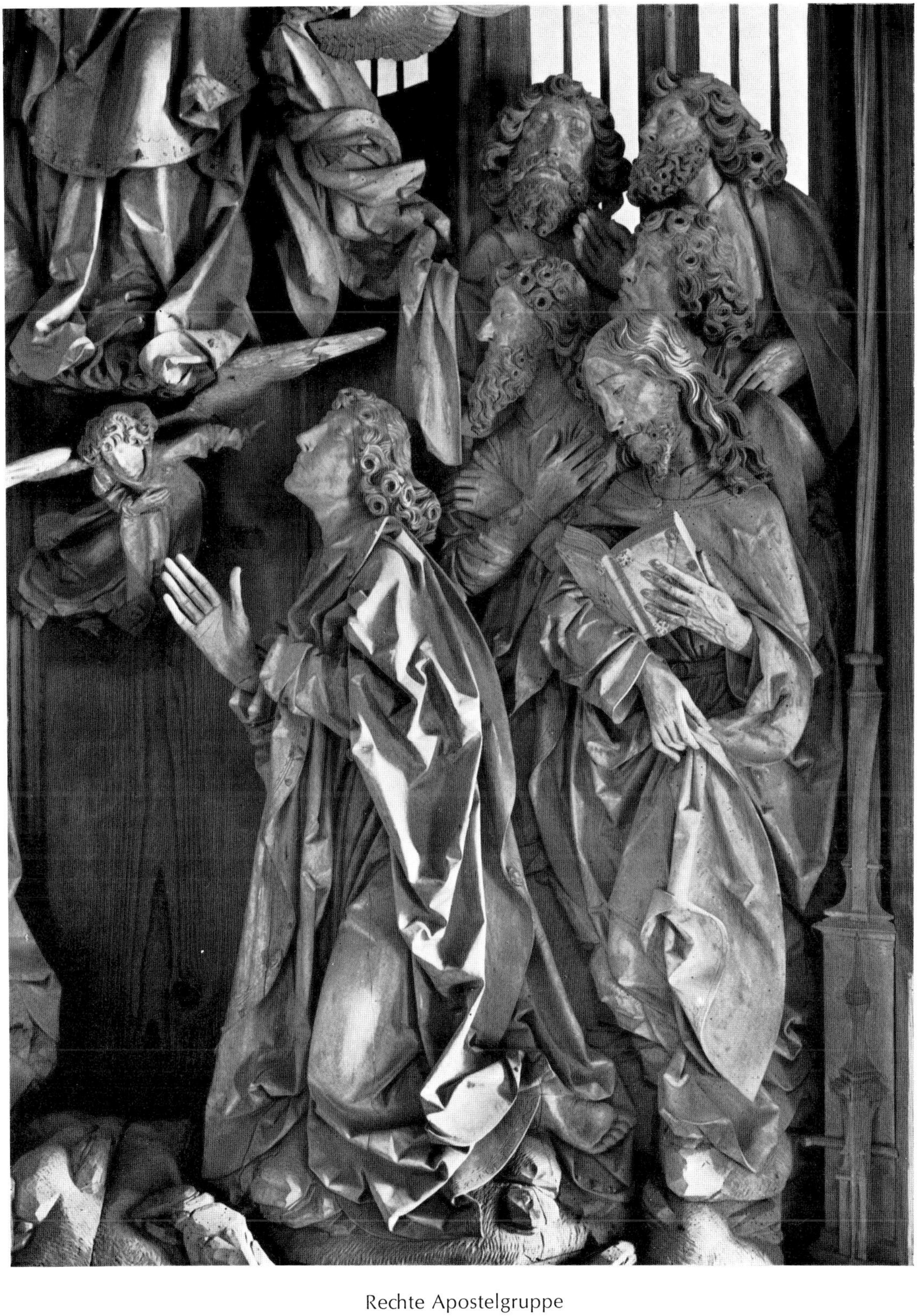

Rechte Apostelgruppe

Marienaltar in Creglingen

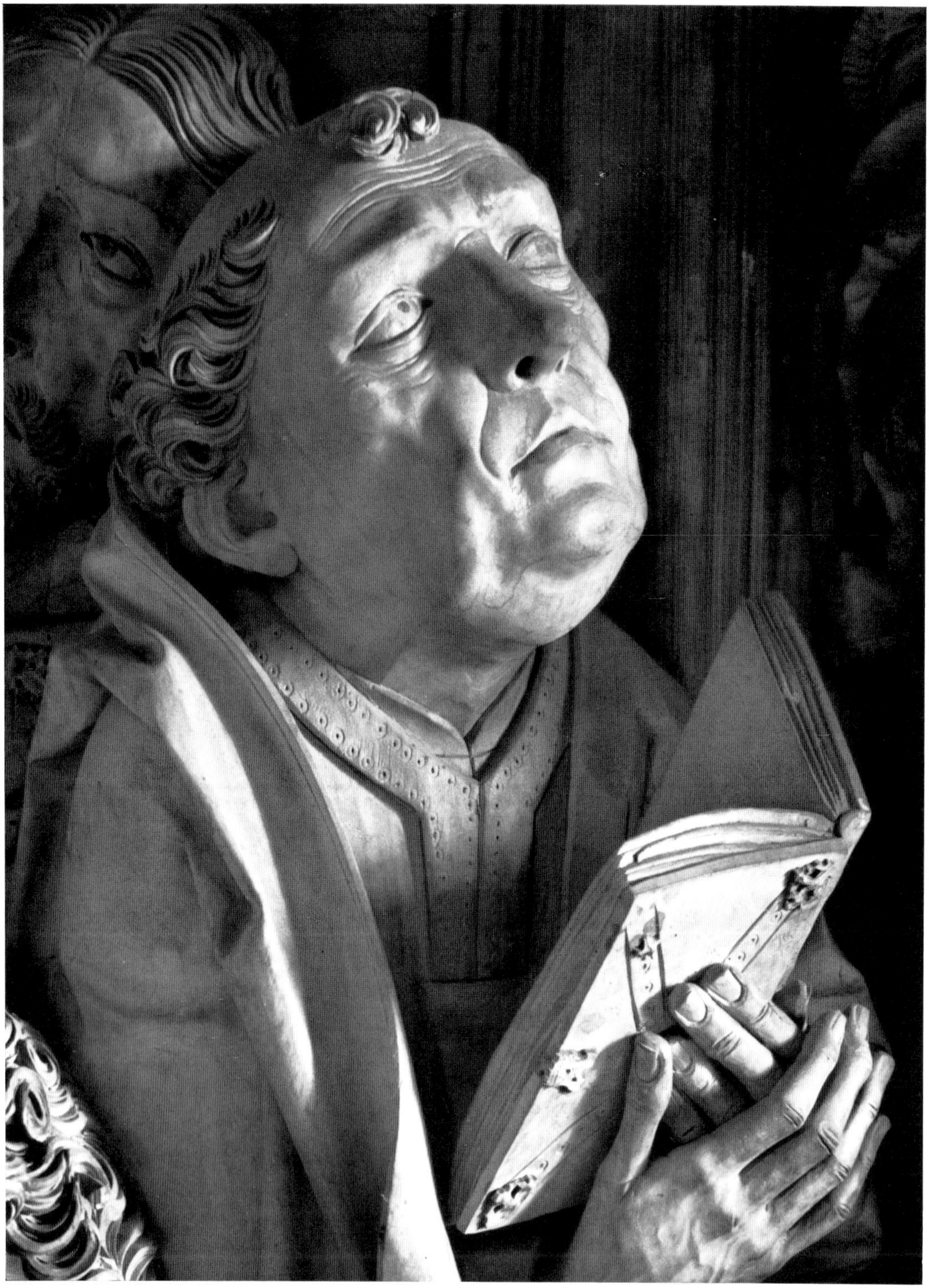

Philippus

Marienaltar in Creglingen

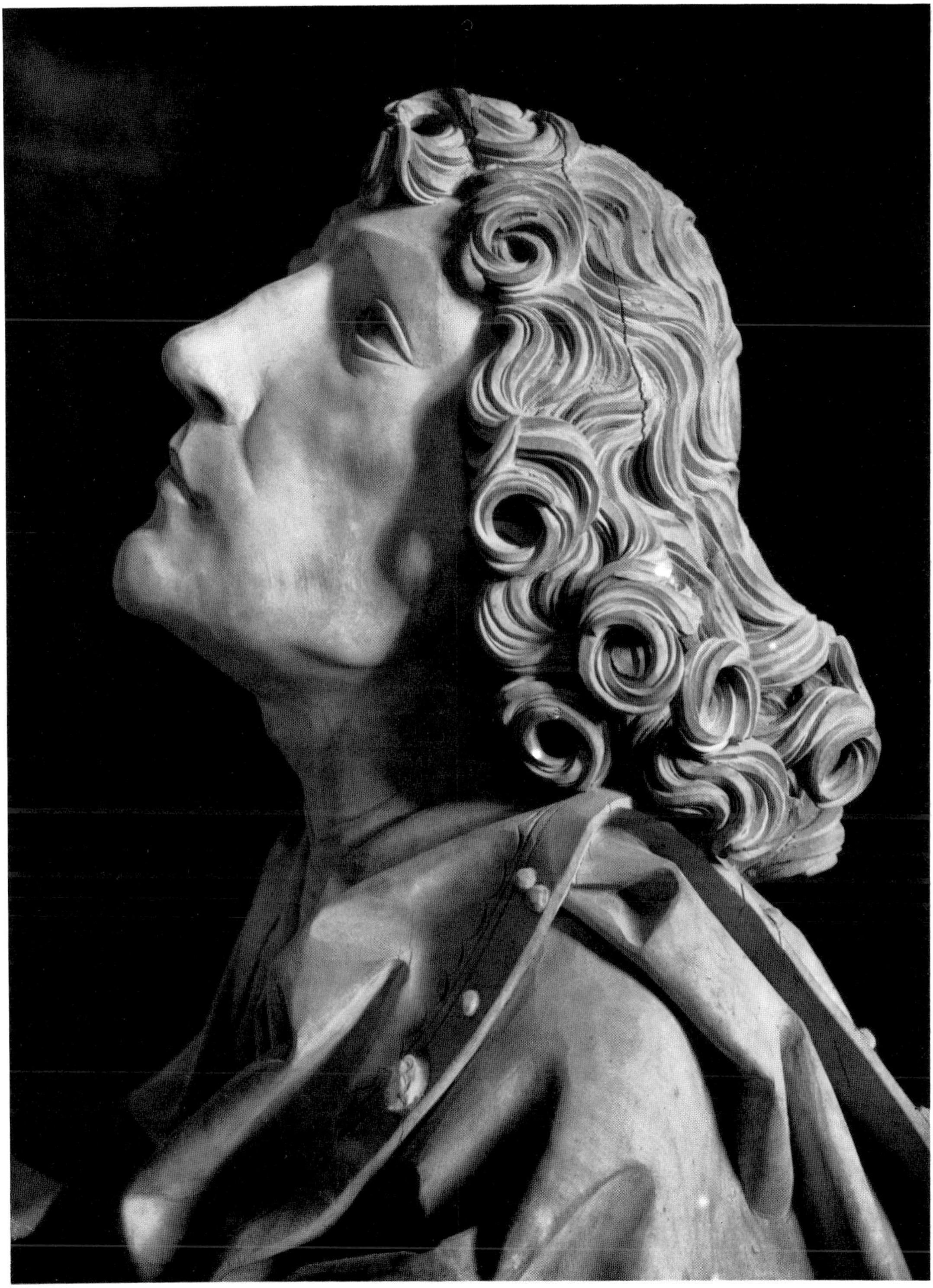

Johannes

Marienaltar in Creglingen

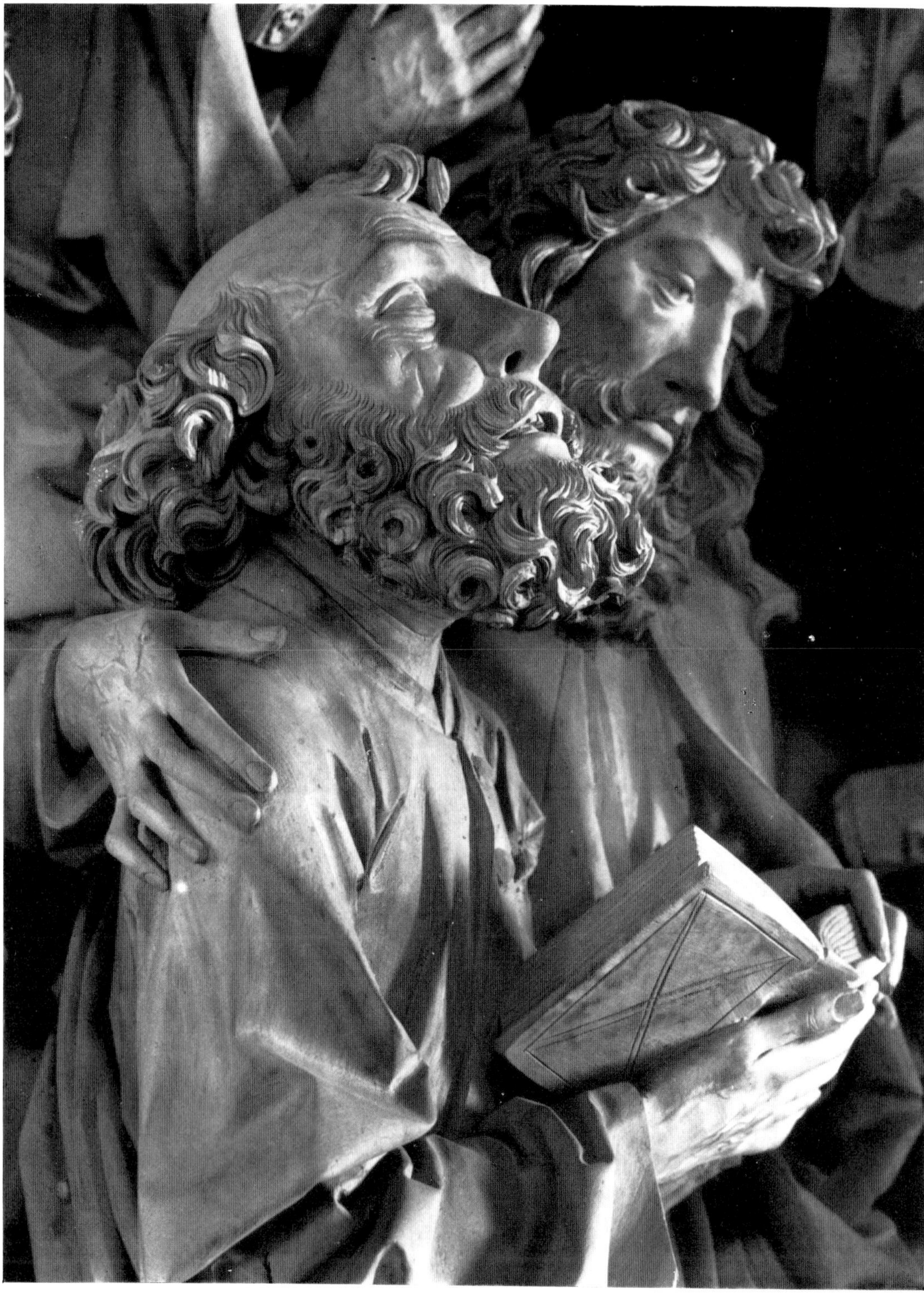

Petrus und Paulus (?)

Marienaltar in Creglingen

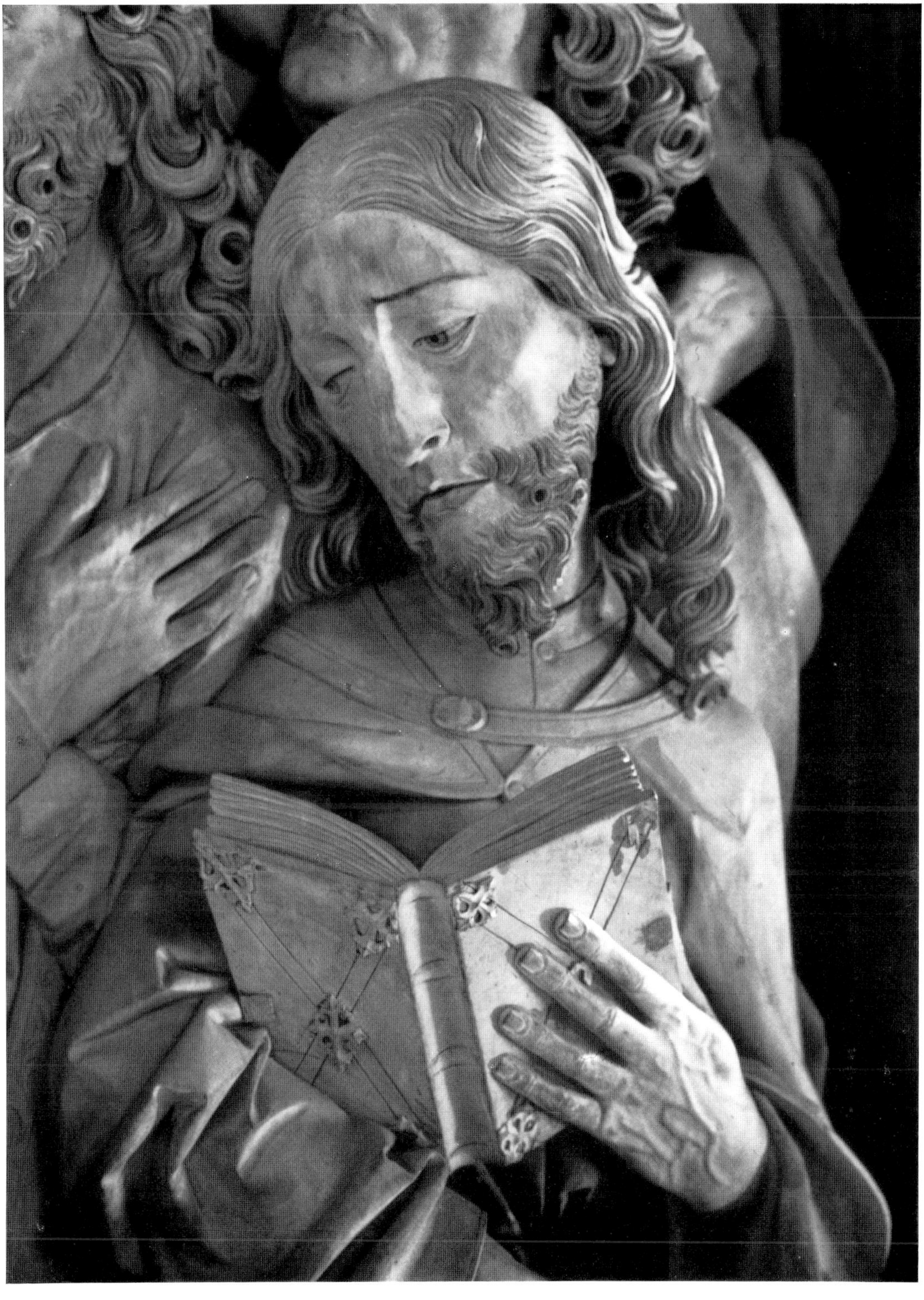

Jakobus

Marienaltar in Creglingen

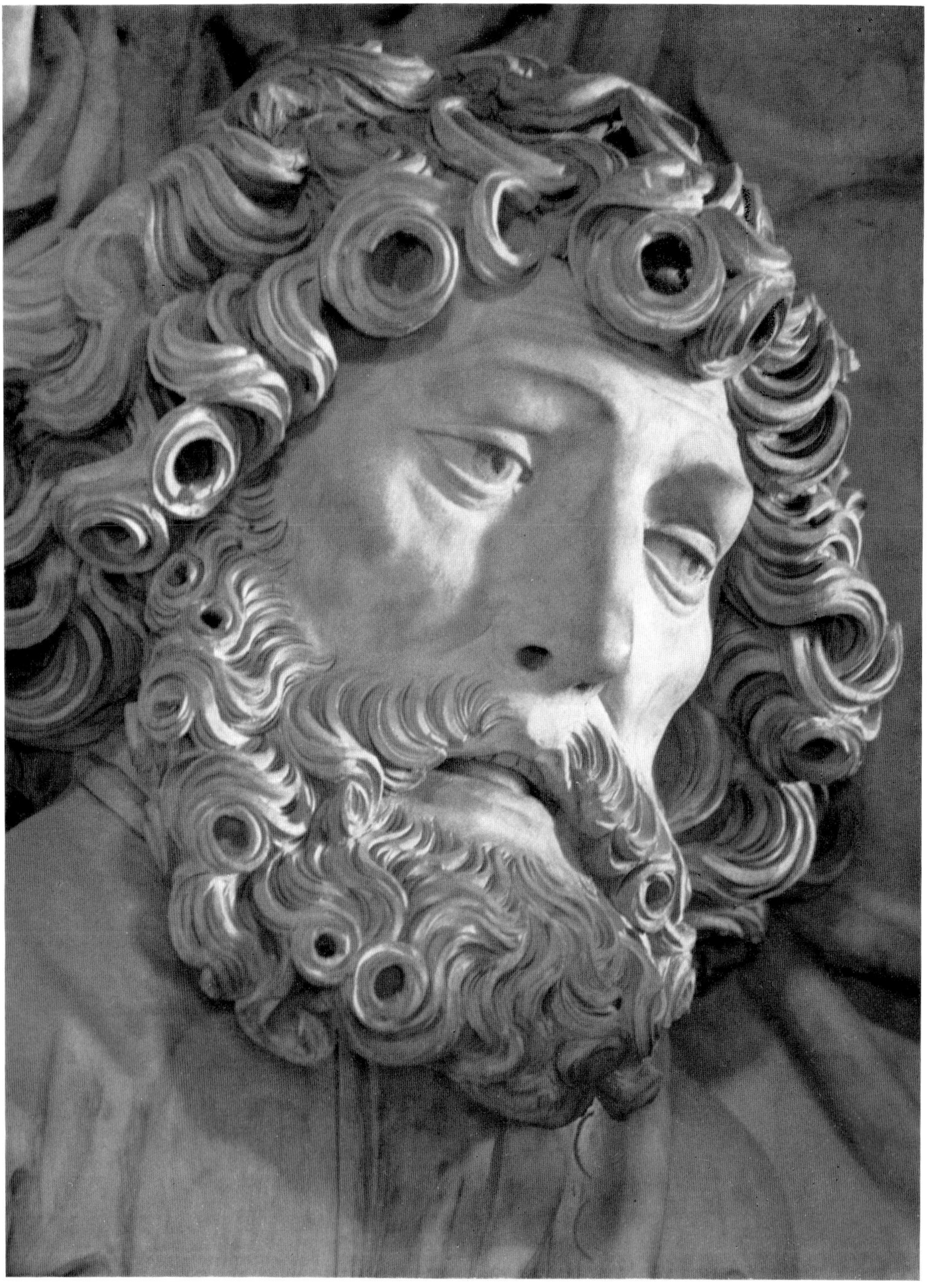

Bartholomäus

Marienaltar in Creglingen

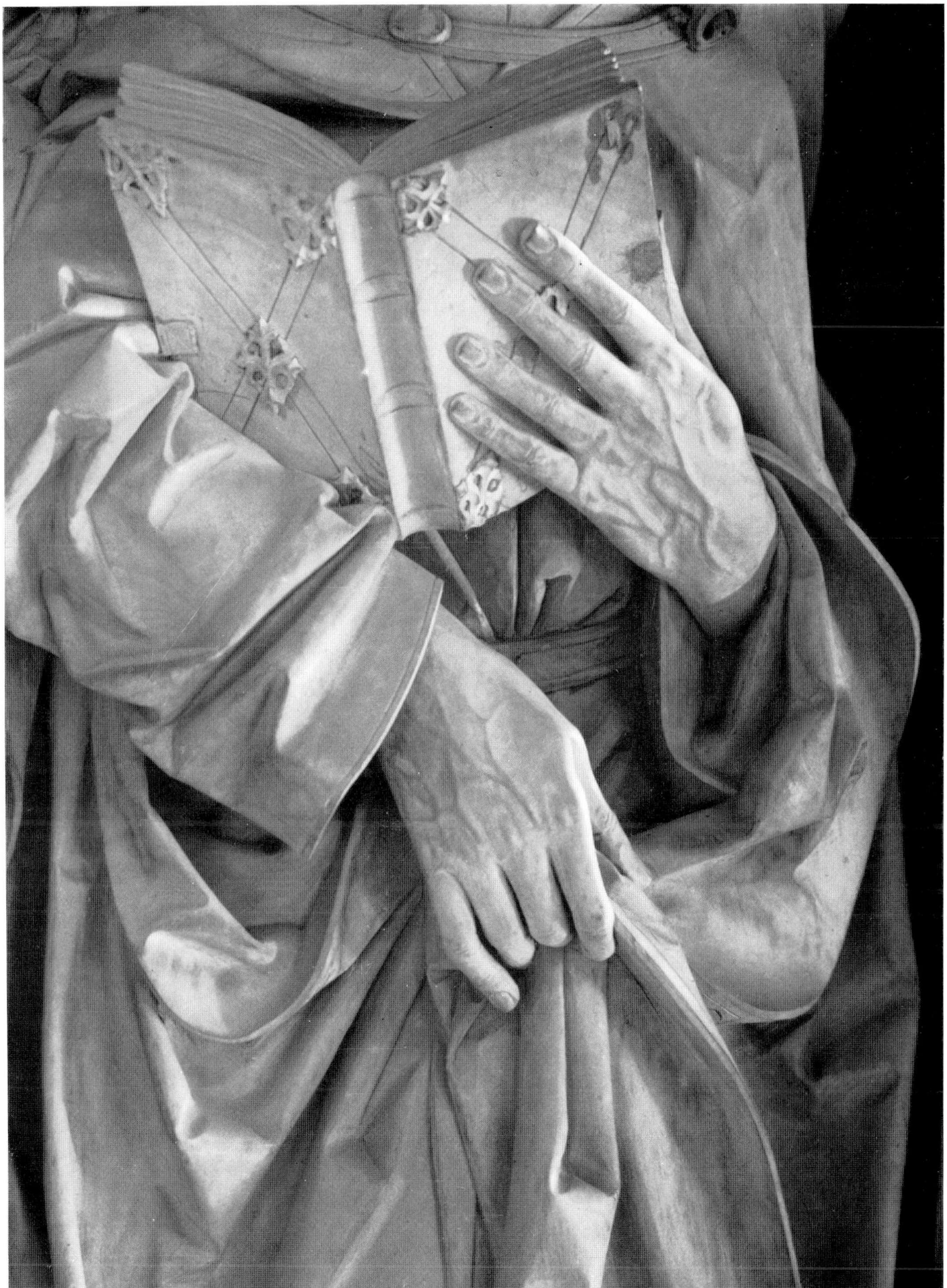

Hände des Jakobus

Marienaltar in Creglingen

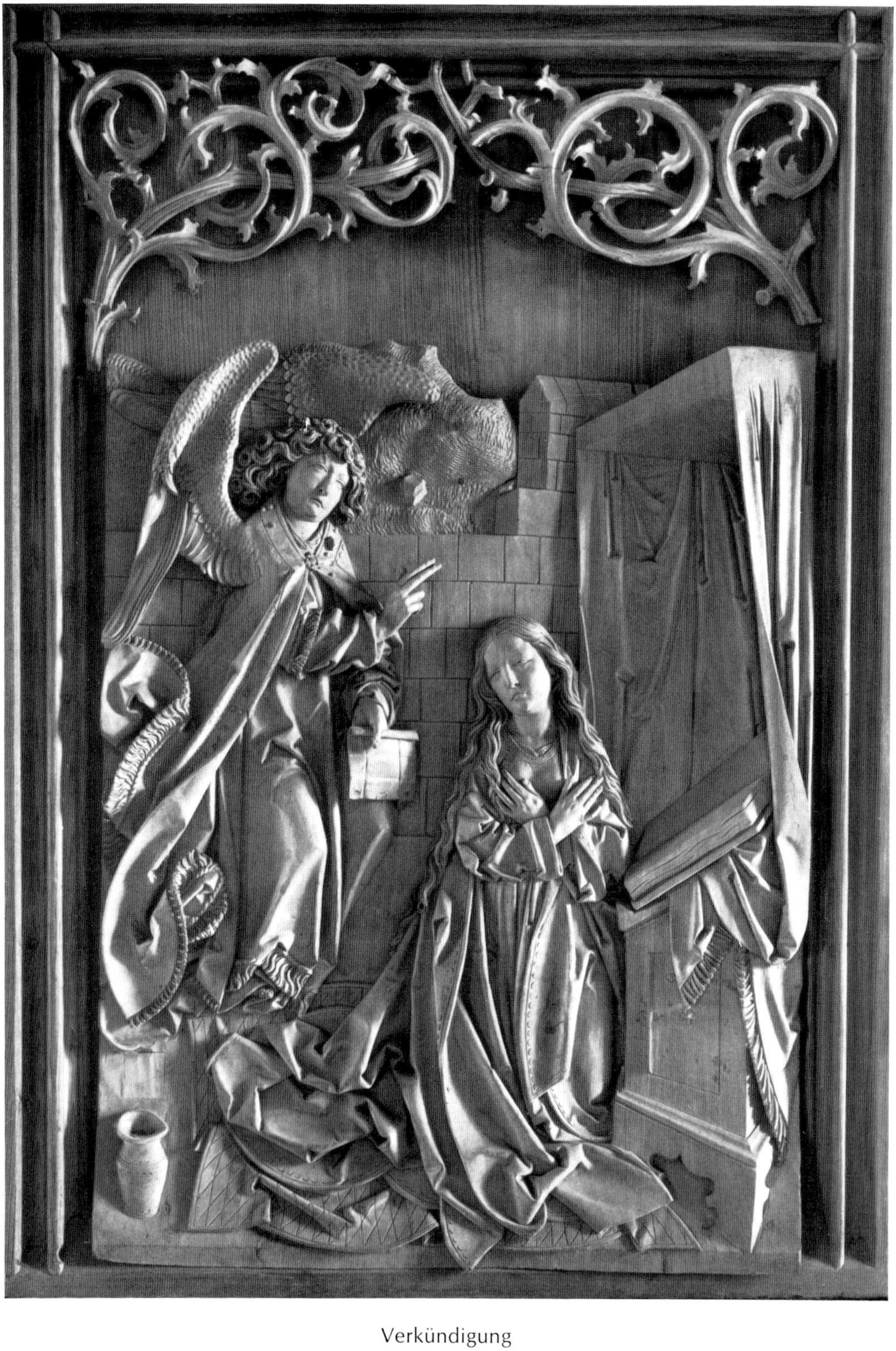

Verkündigung

Linker Flügel des Marienaltars in Creglingen

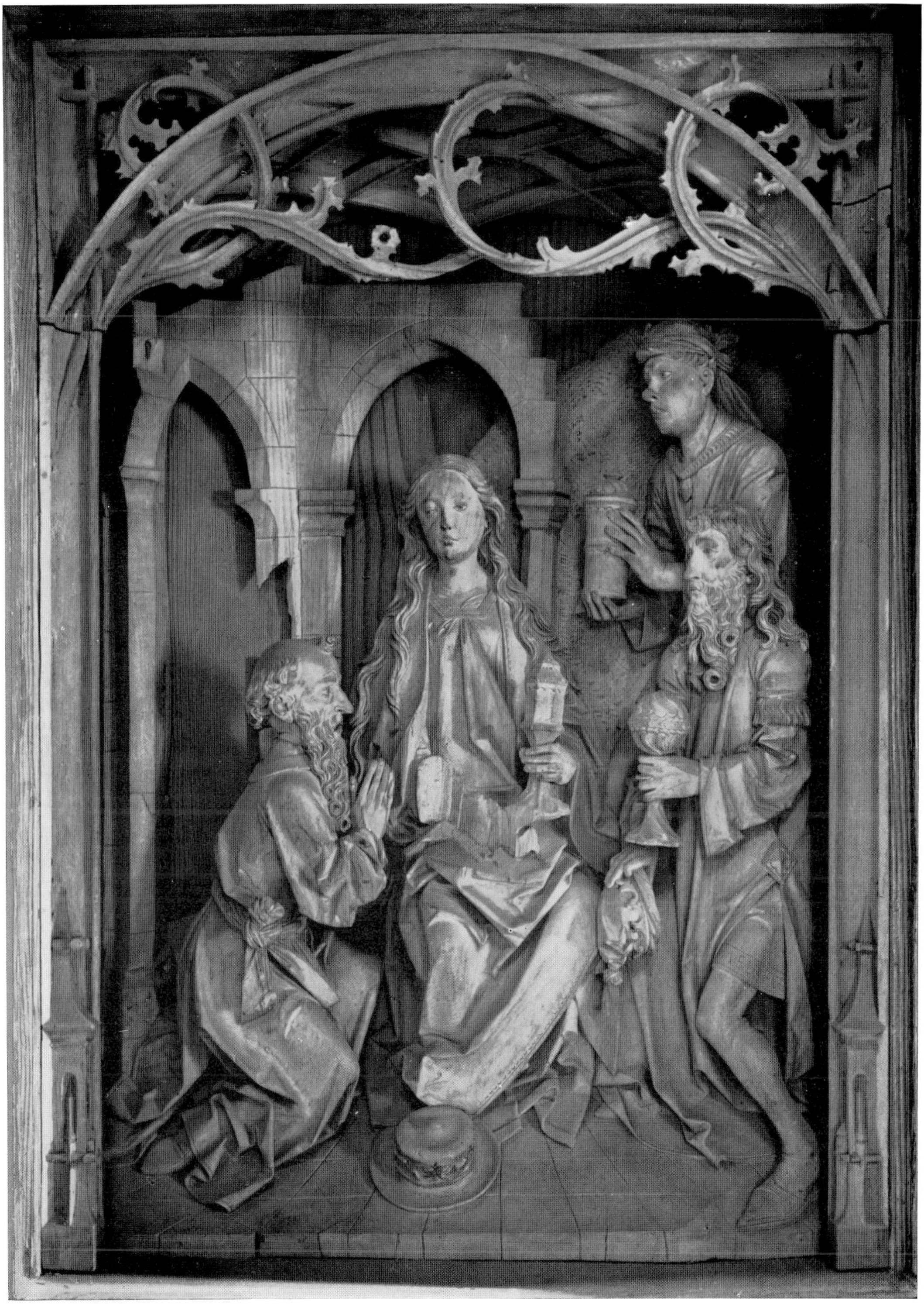

Anbetung der Könige

Predella des Marienaltars in Creglingen

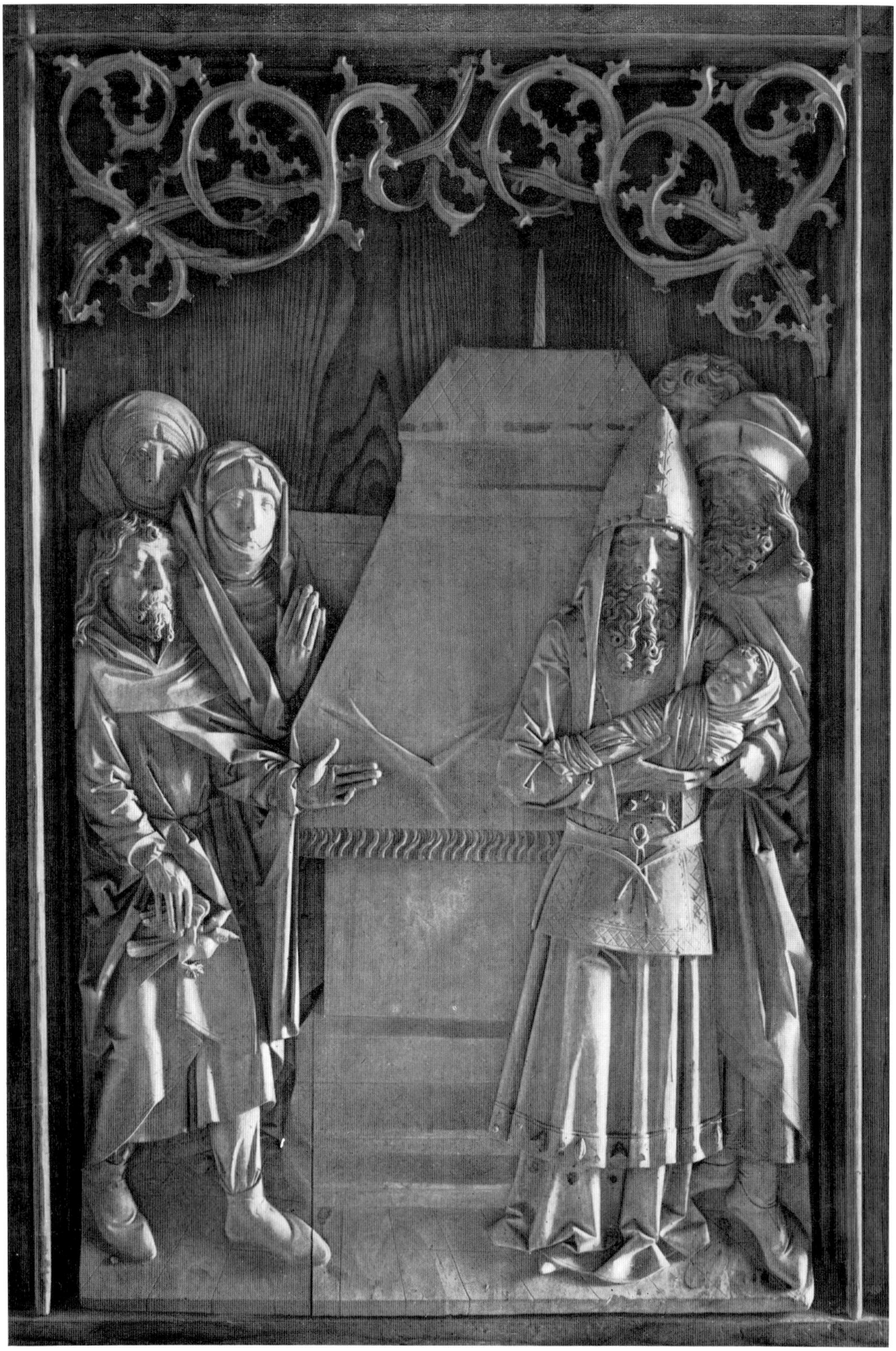

Darstellung im Tempel

Rechter Flügel des Marienaltars in Creglingen

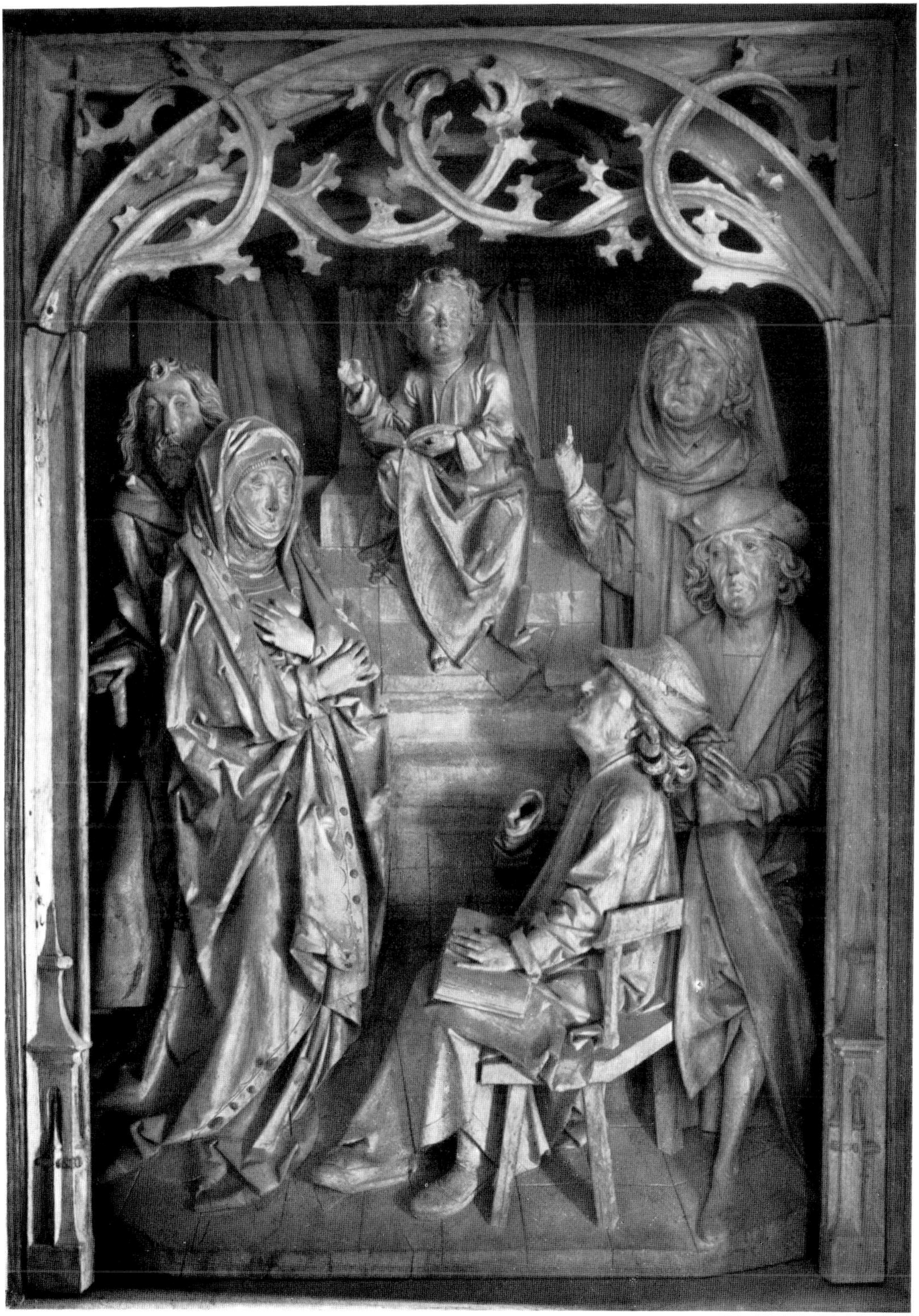

Der zwölfjährige Jesus im Tempel

Predella des Marienaltars in Creglingen

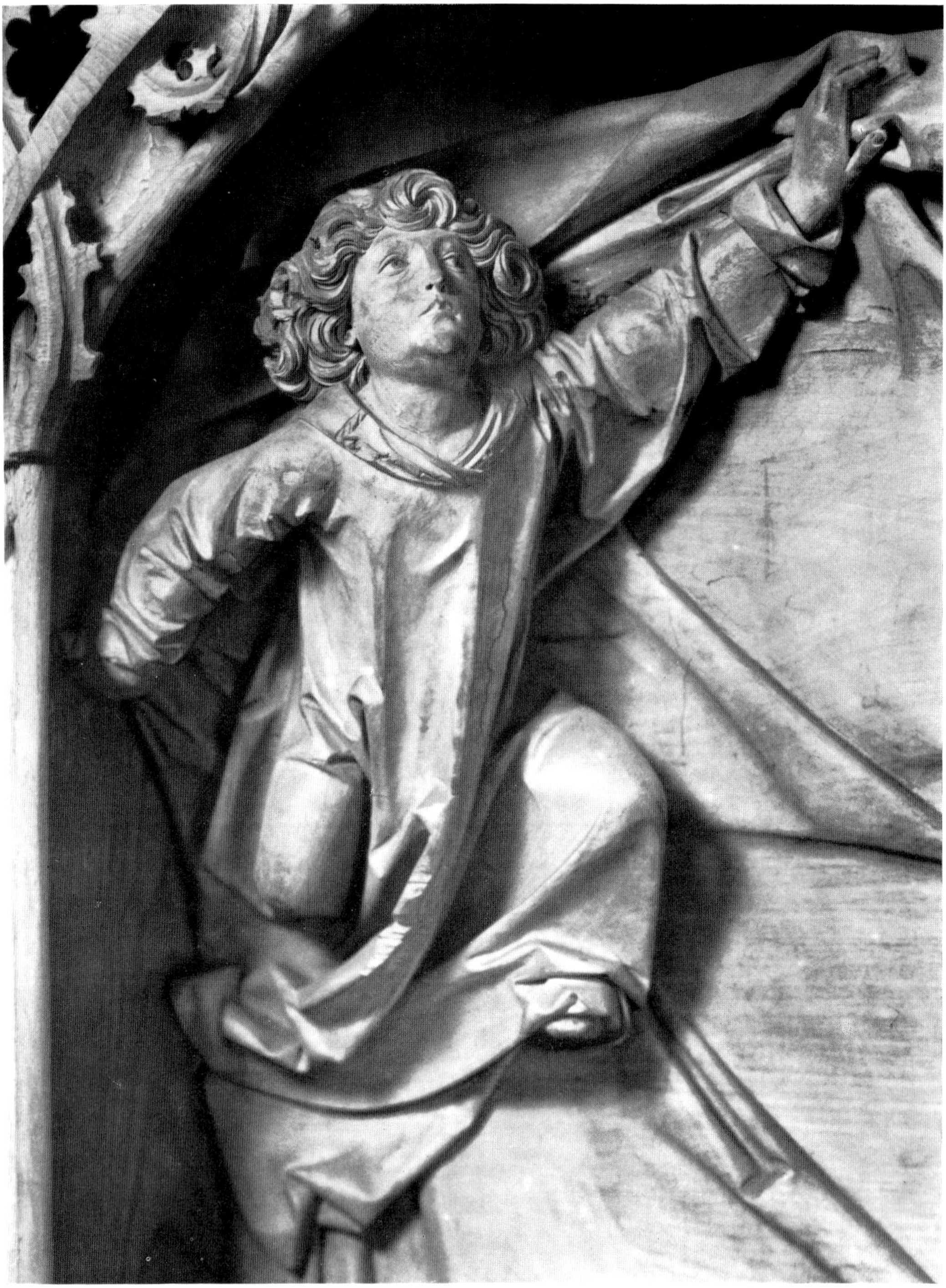

Engel

Aus dem Mittelteil der Predella des Marienaltars in Creglingen

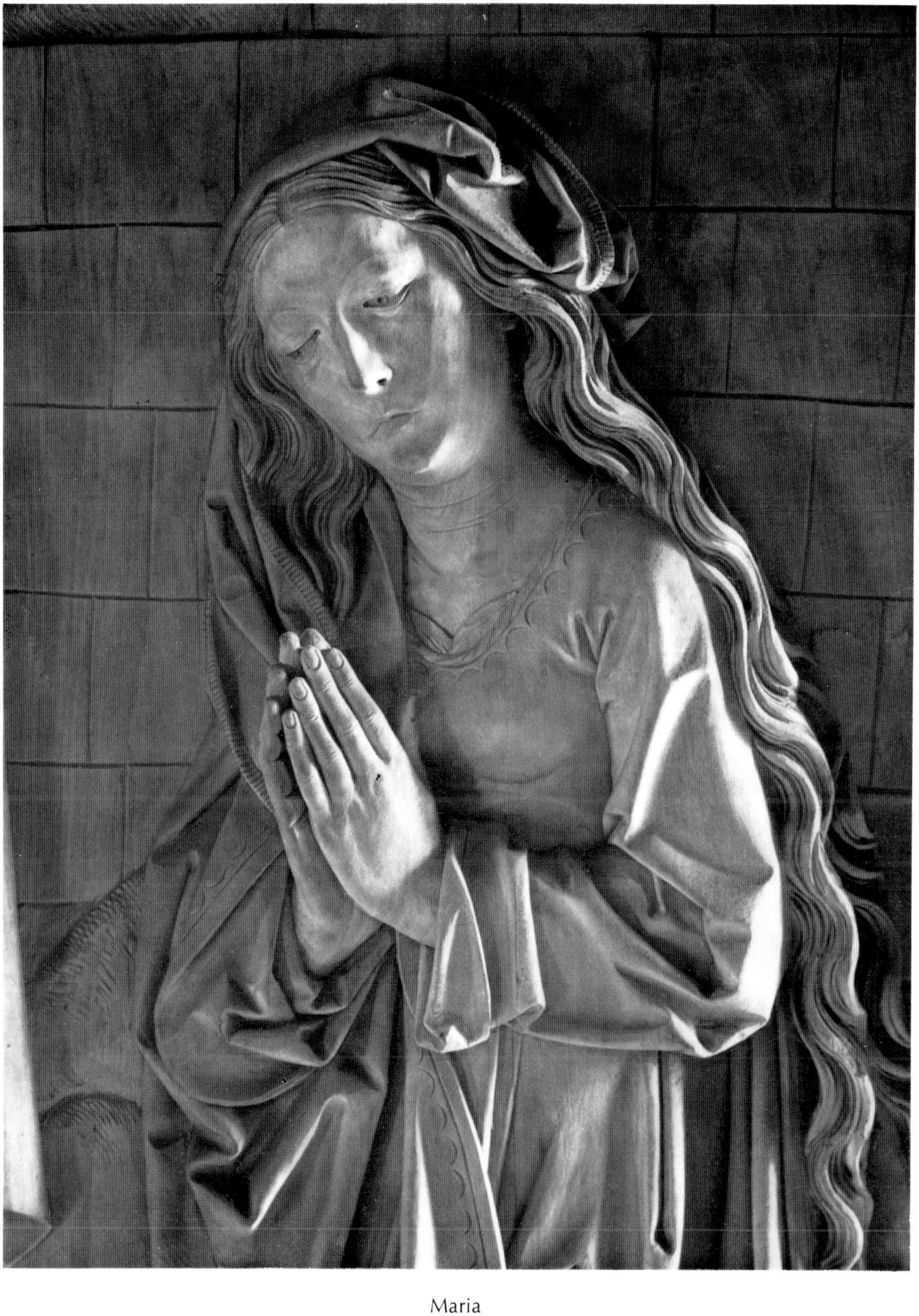

Maria

Aus der „Geburt Christi“ vom rechten Flügel des Marienaltars in Creglingen

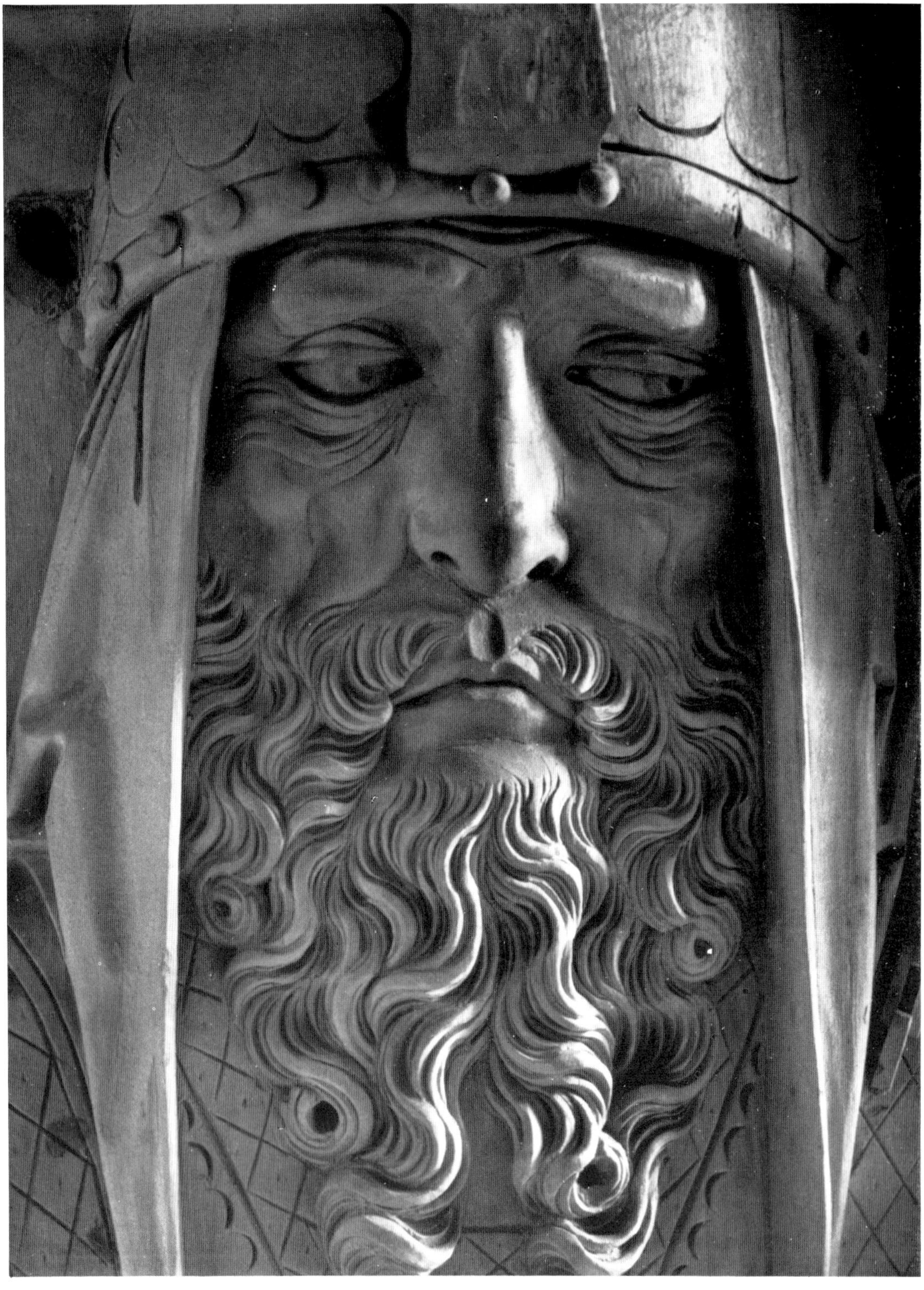

Der Hohepriester

Aus der „Darstellung im Tempel" vom rechten Flügel des Marienaltars in Creglingen

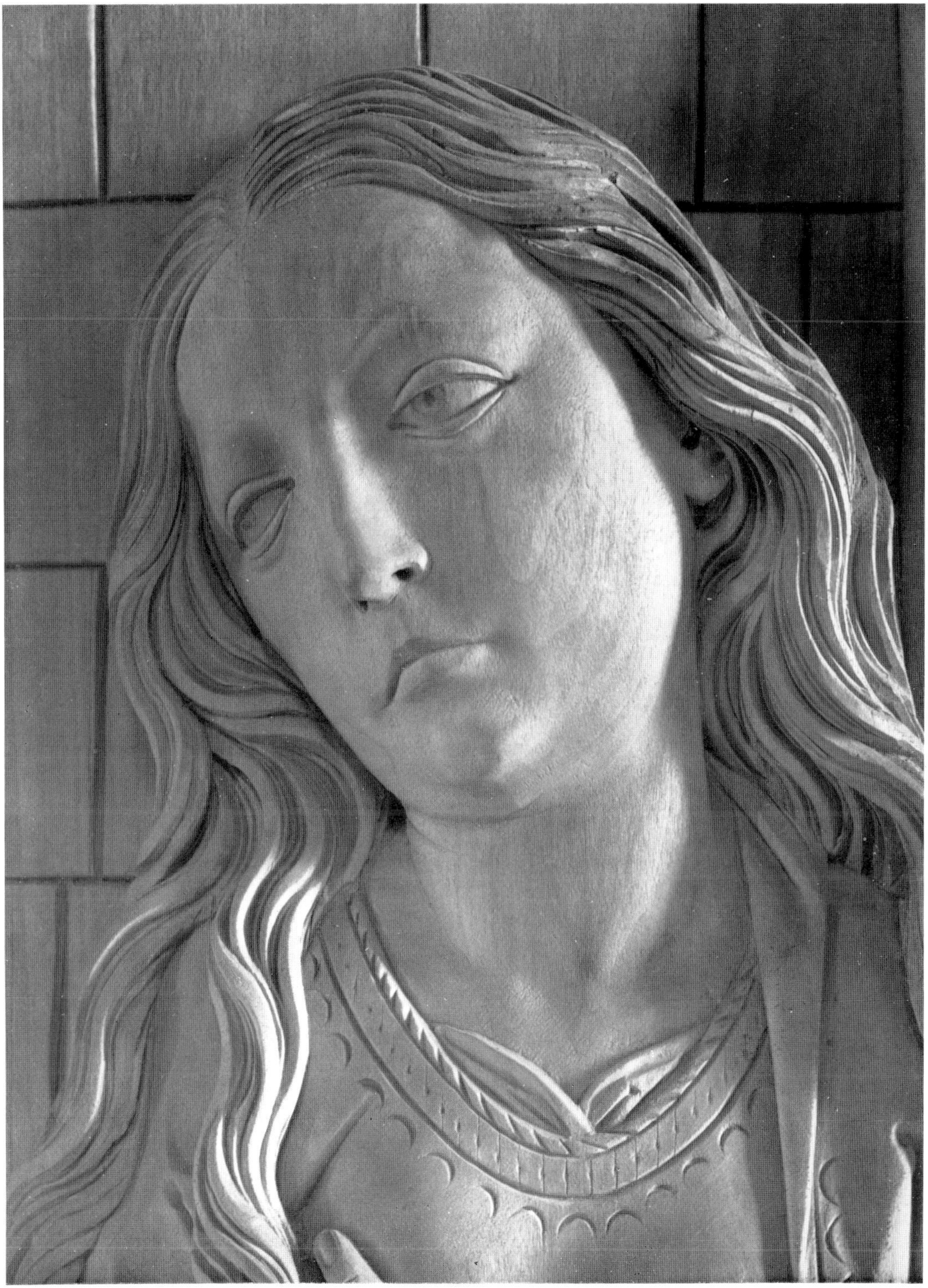

Maria

Aus der „Verkündigung" vom linken Flügel des Marienaltars in Creglingen

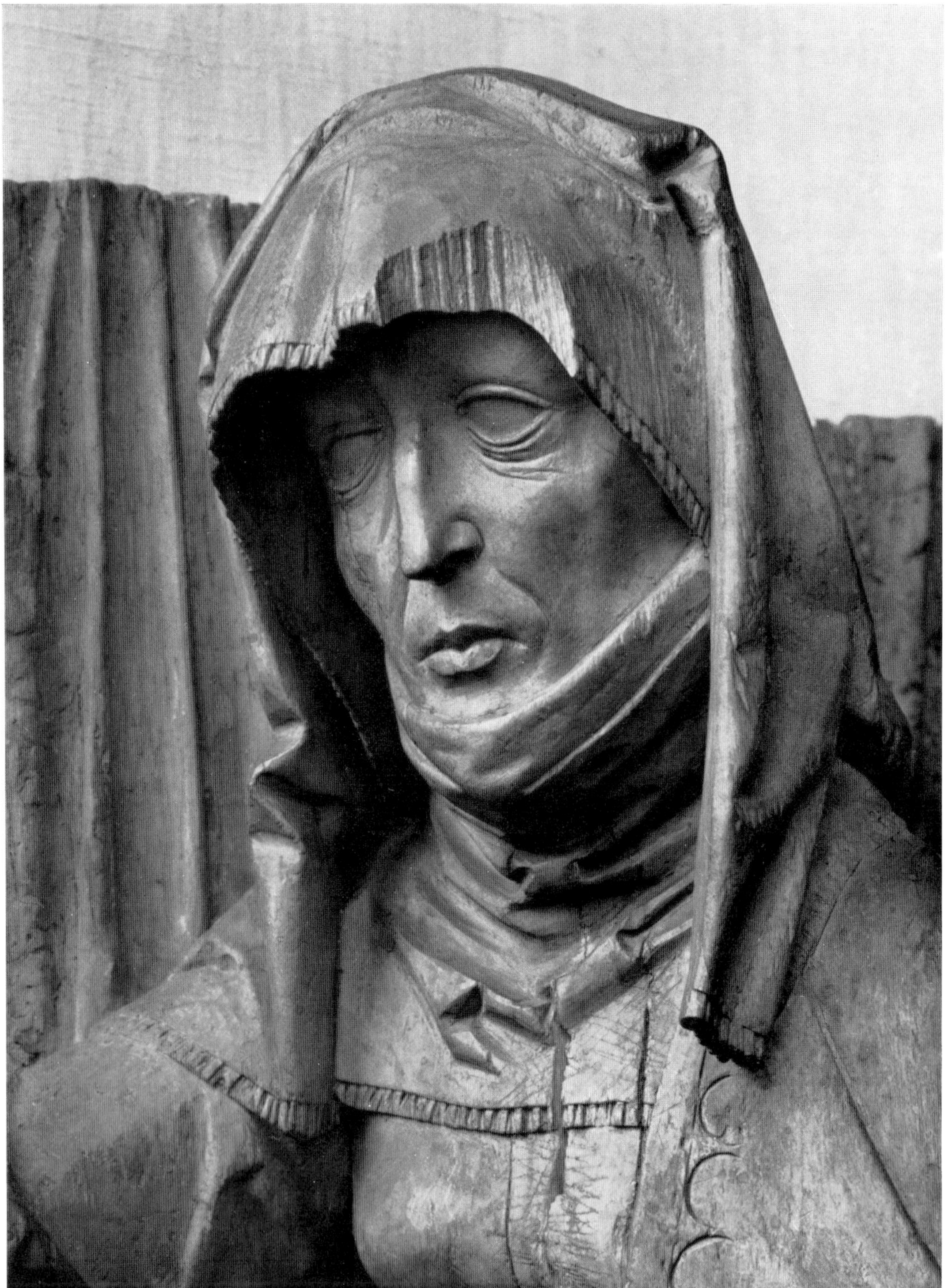

Hl. Anna

Detail. Aus Rothenburg, jetzt im Bayerischen Nationalmuseum, München

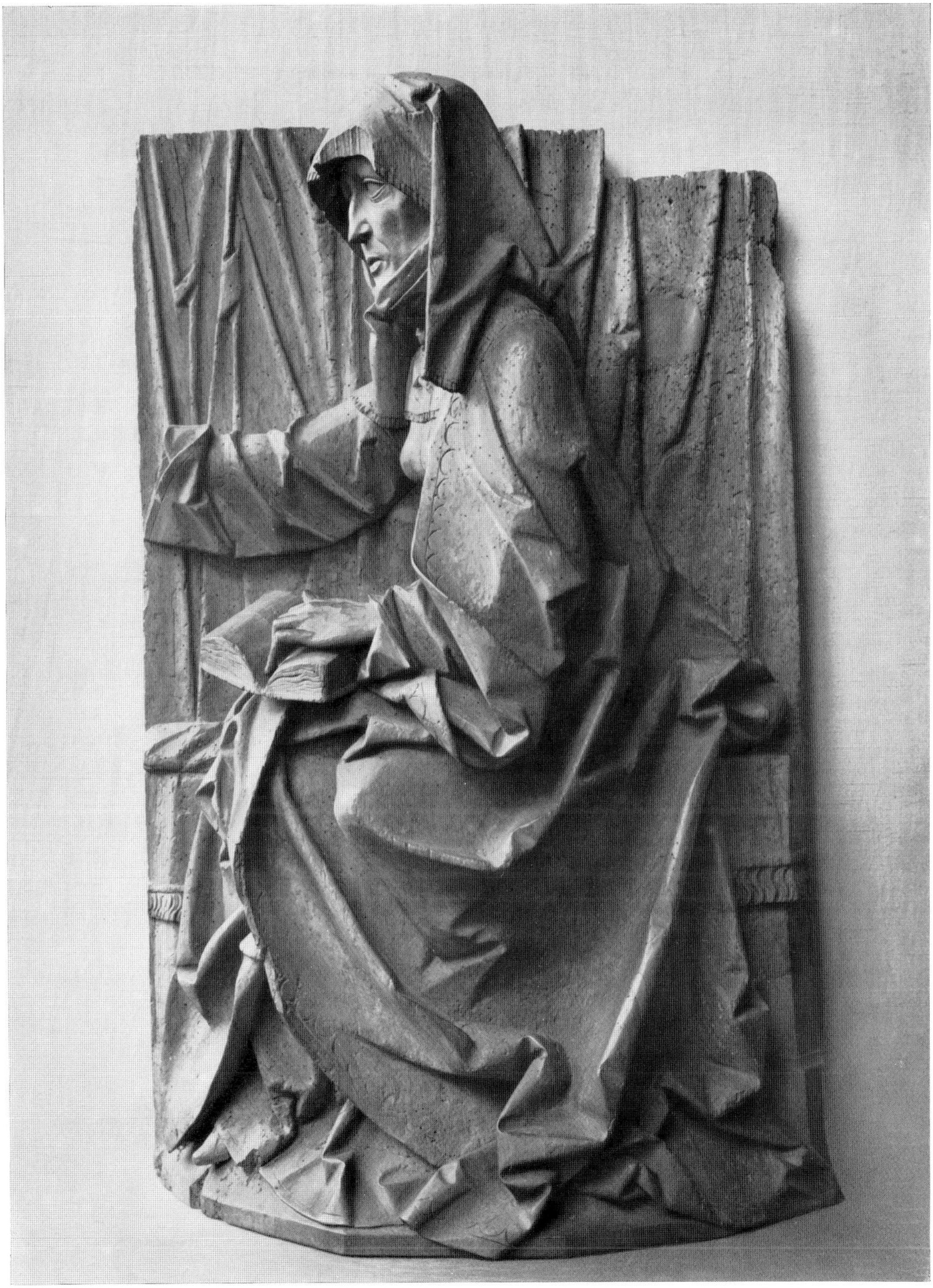

Hl. Anna

1506. Aus Rothenburg, jetzt im Bayerischen Nationalmuseum, München

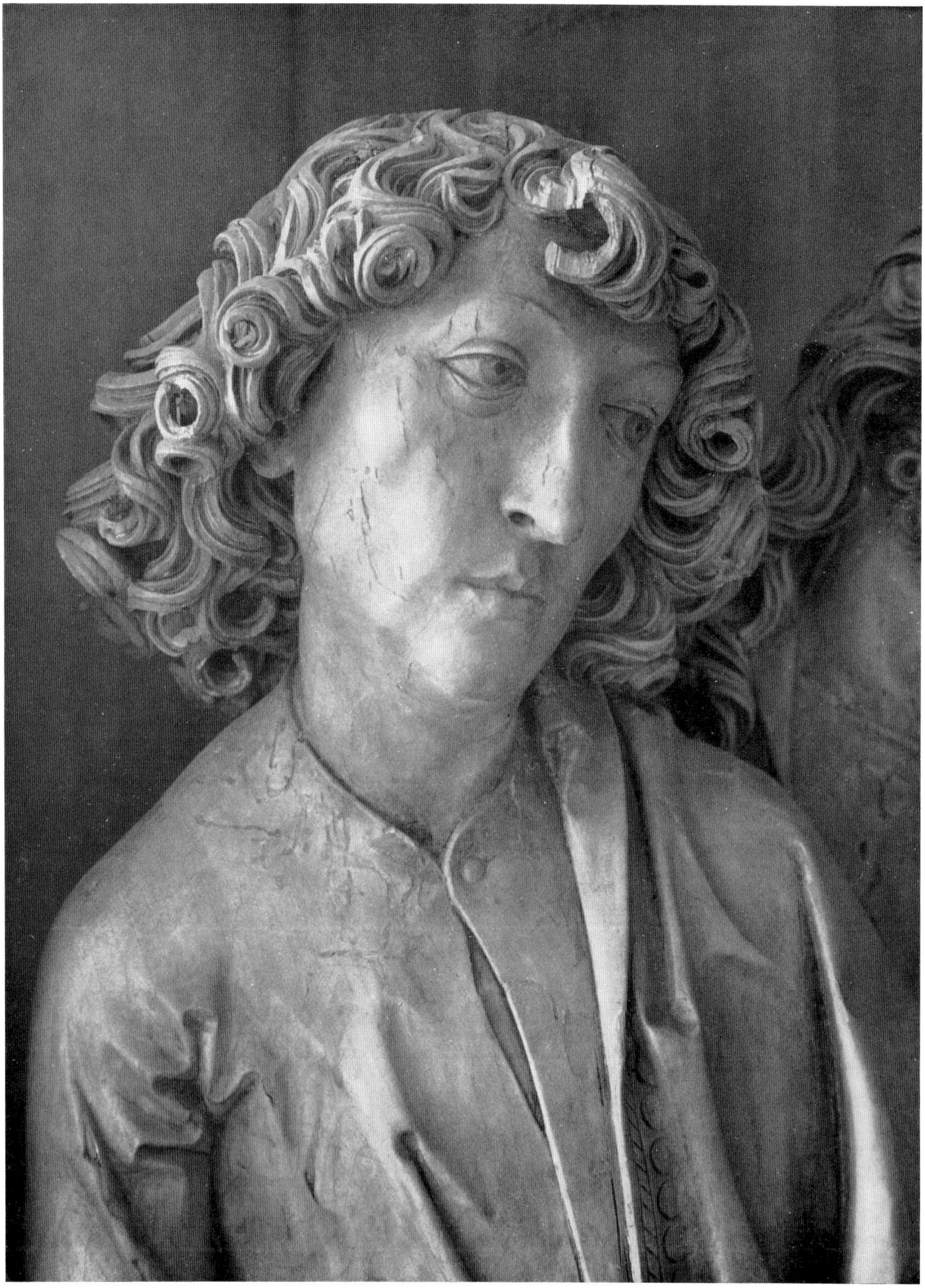

Johannes

Windsheimer Altar in Heidelberg 1507–1509

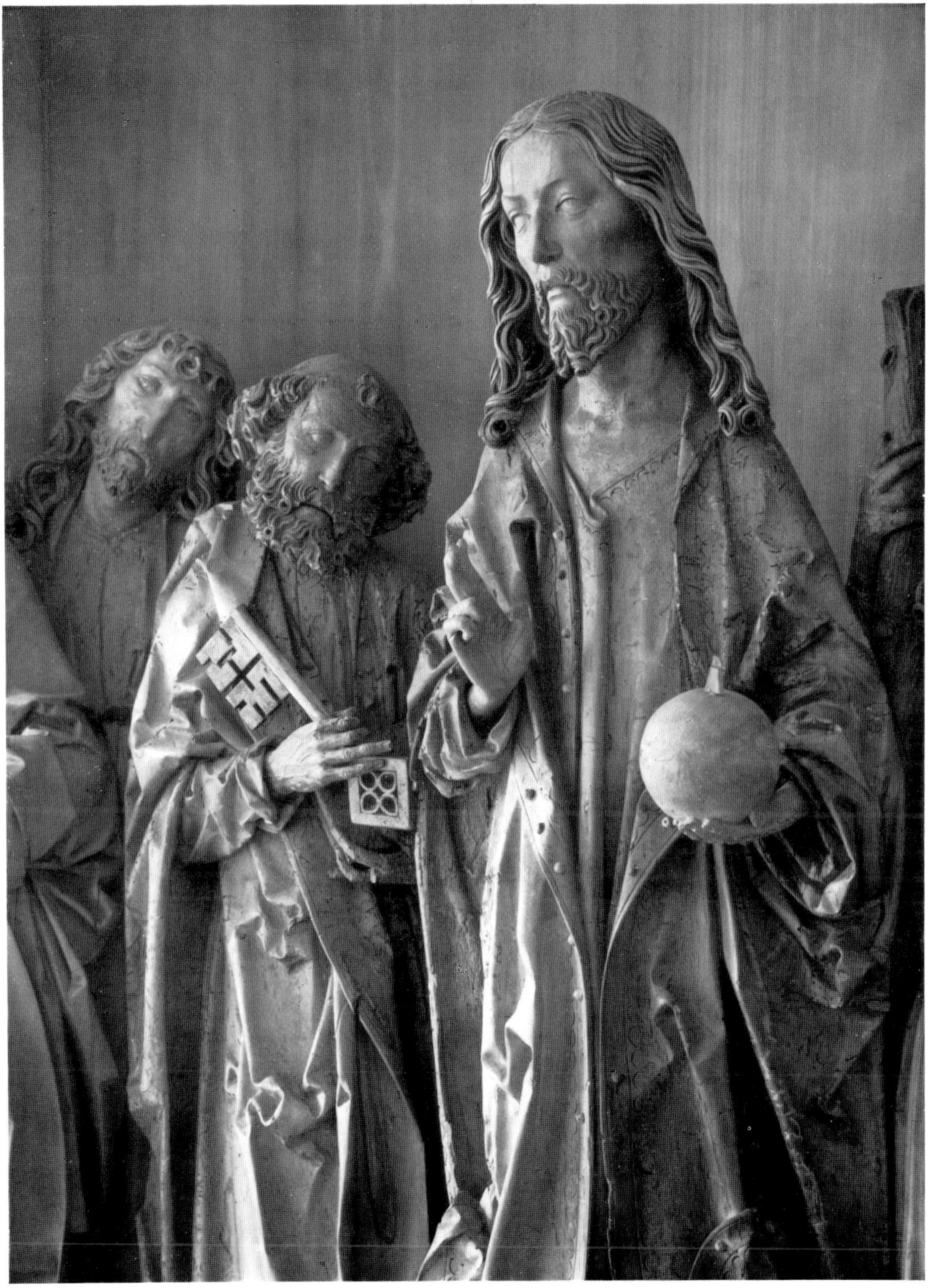

Christus und Petrus

Windsheimer Altar in Heidelberg

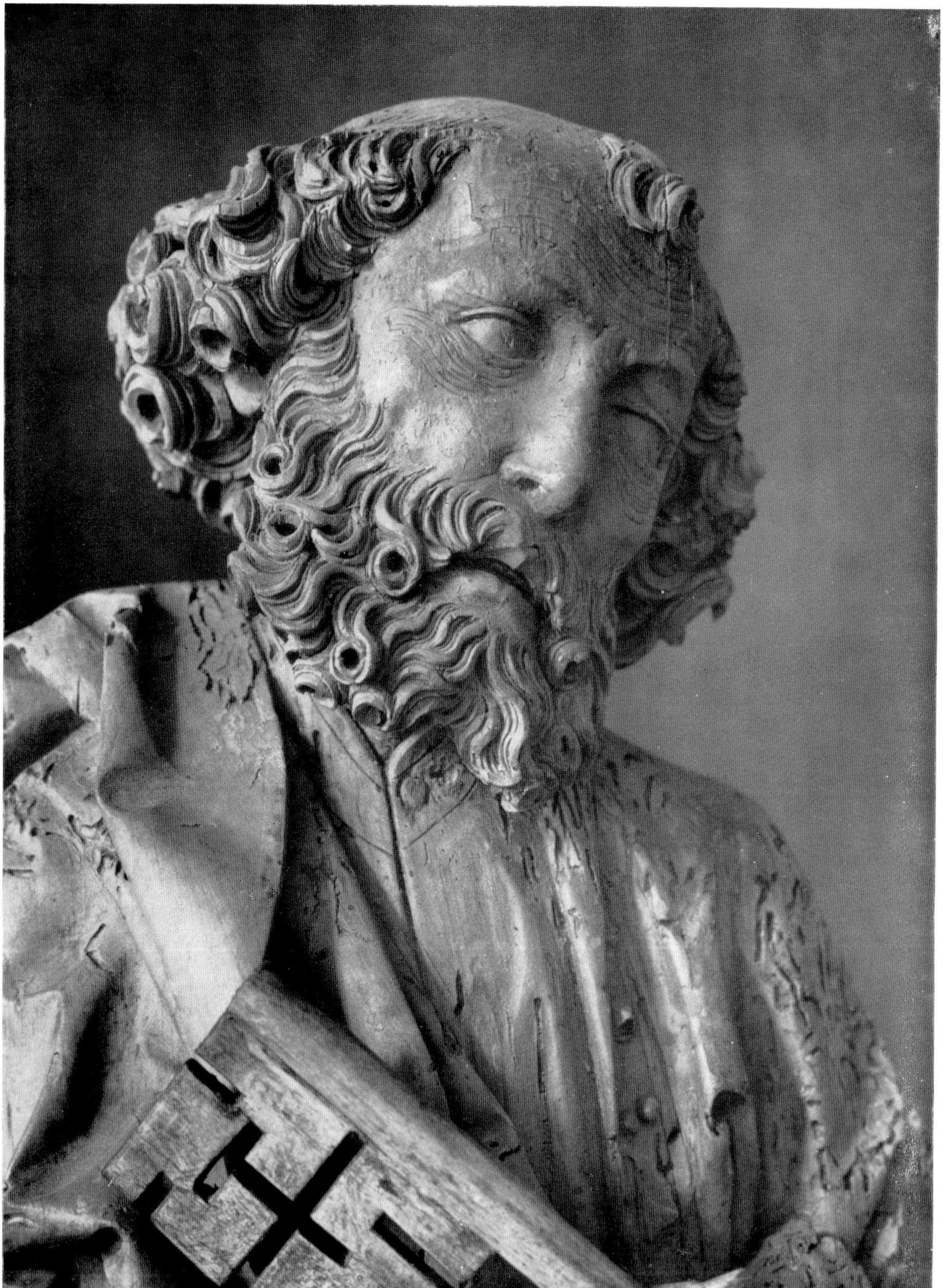

Petrus

Windsheimer Altar in Heidelberg

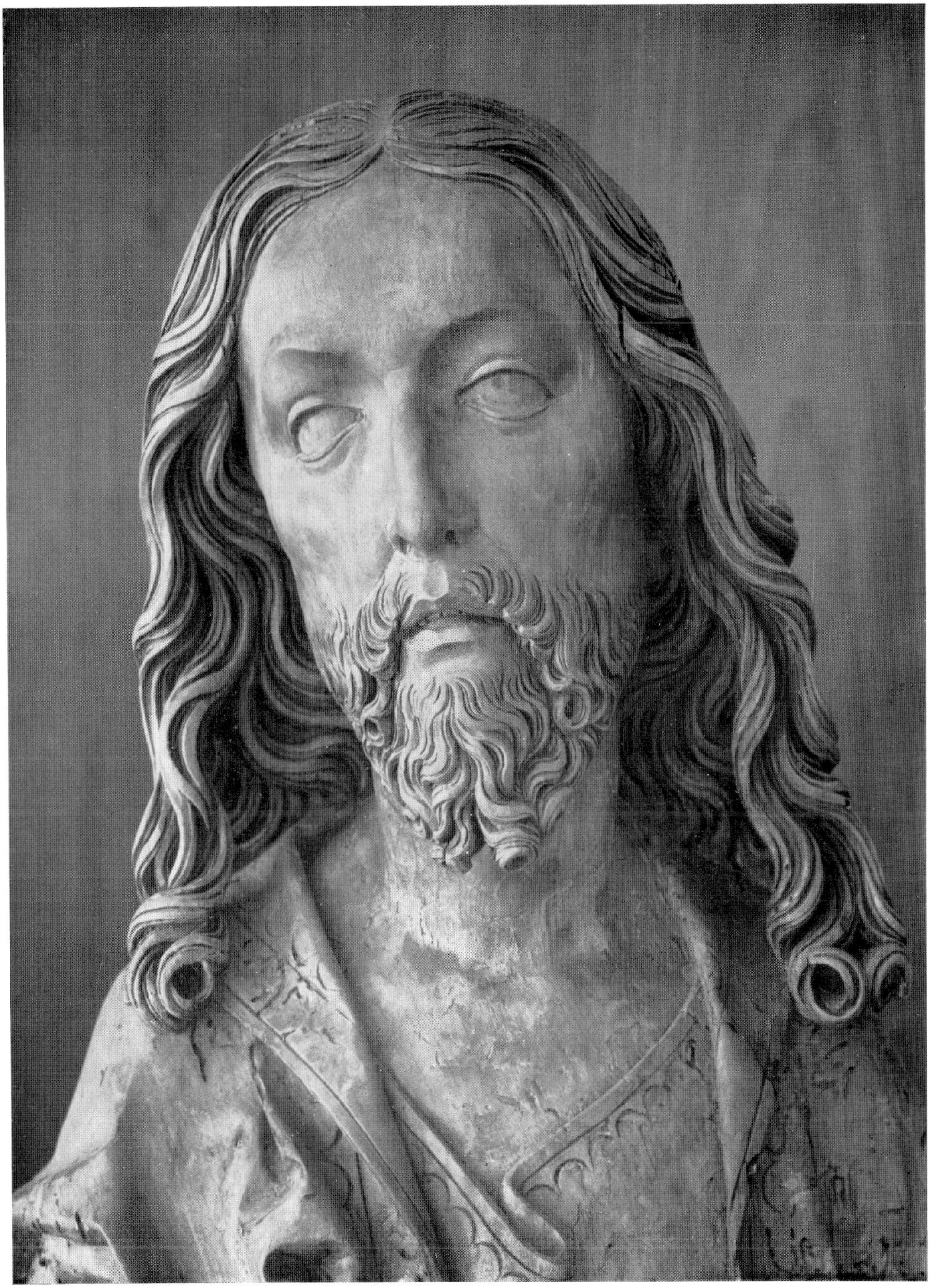

Christus

Windsheimer Altar in Heidelberg

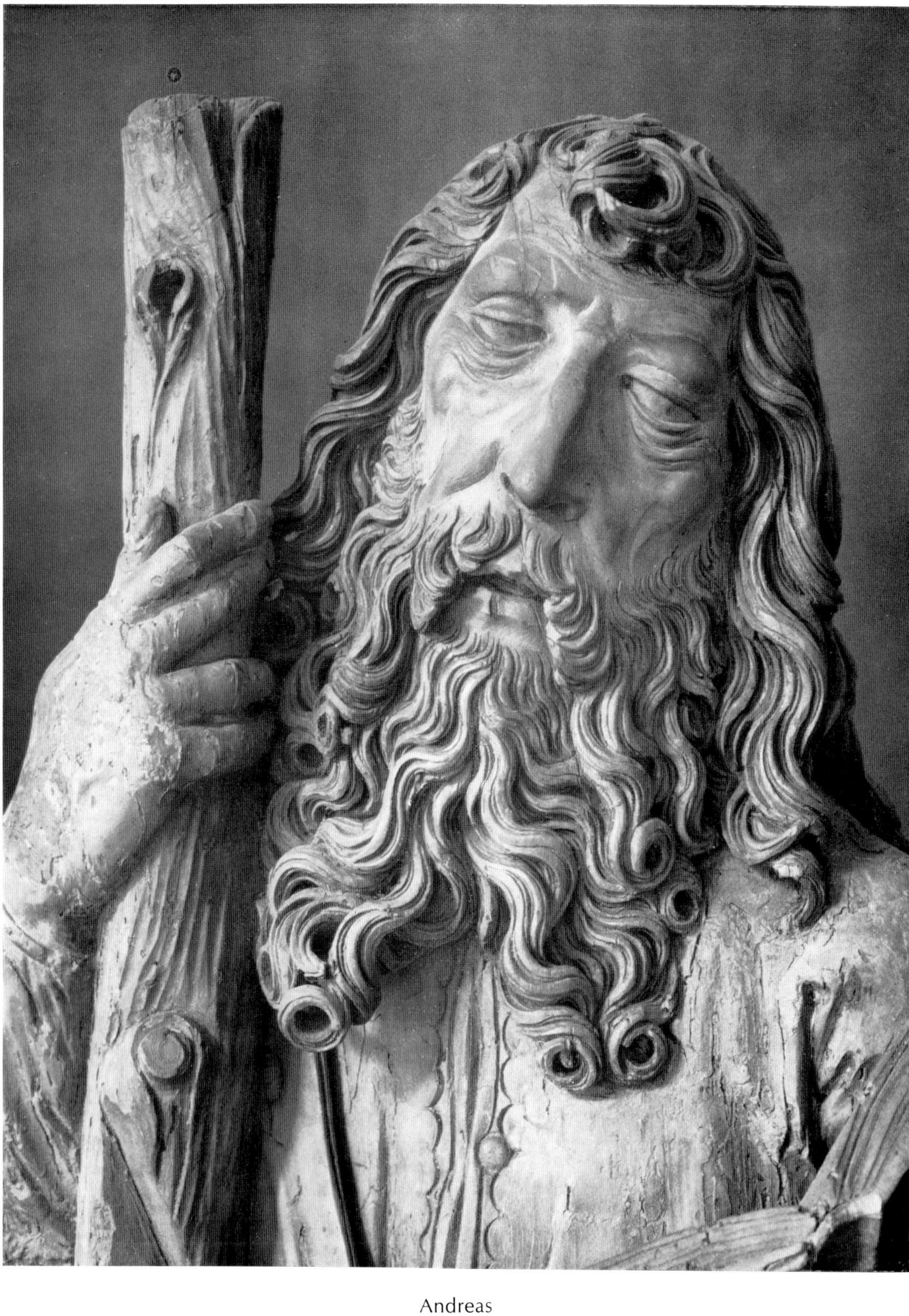

Andreas

Windsheimer Altar in Heidelberg

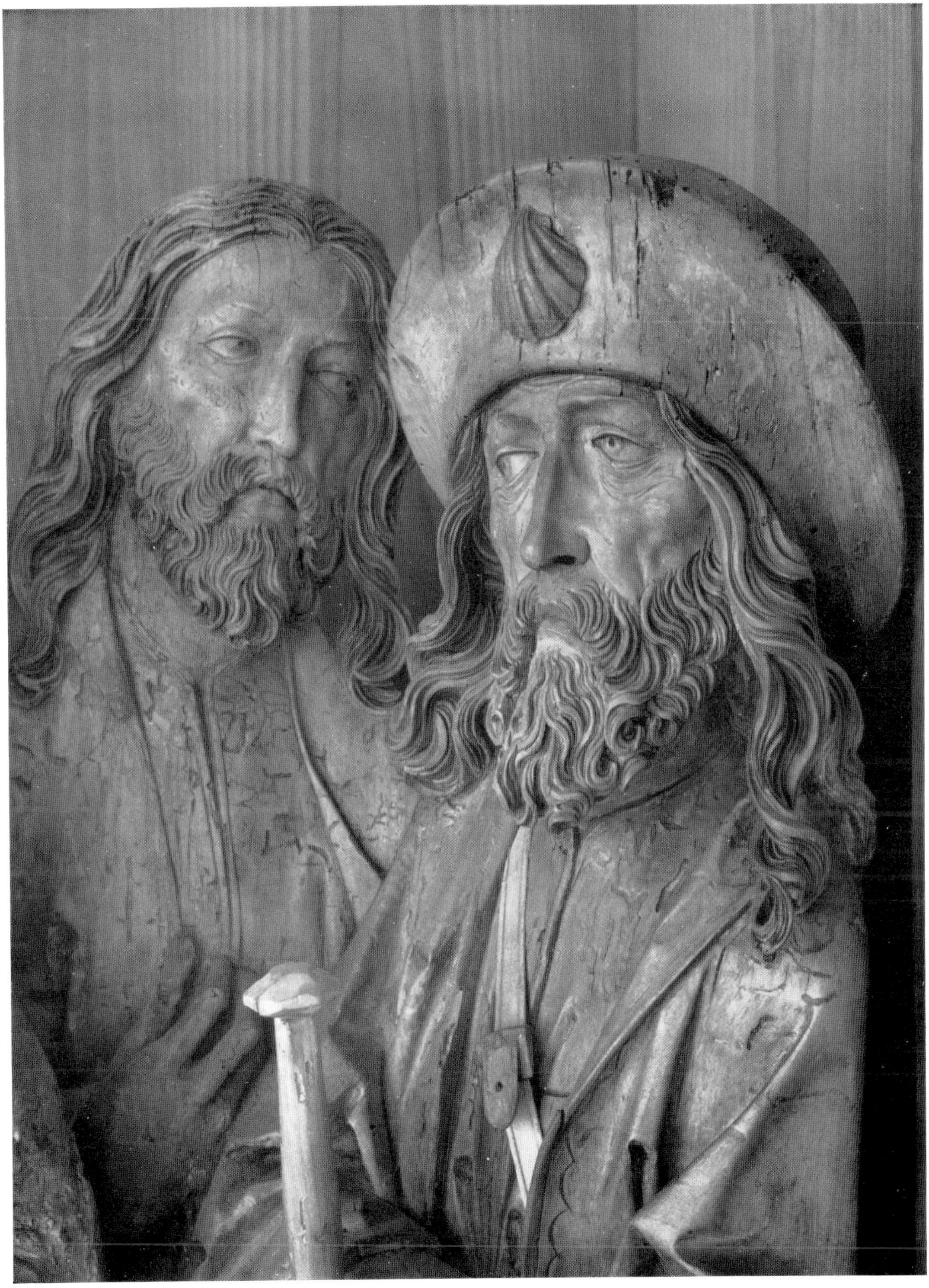

Matthias und Jakobus d. Ä.

Windsheimer Altar in Heidelberg

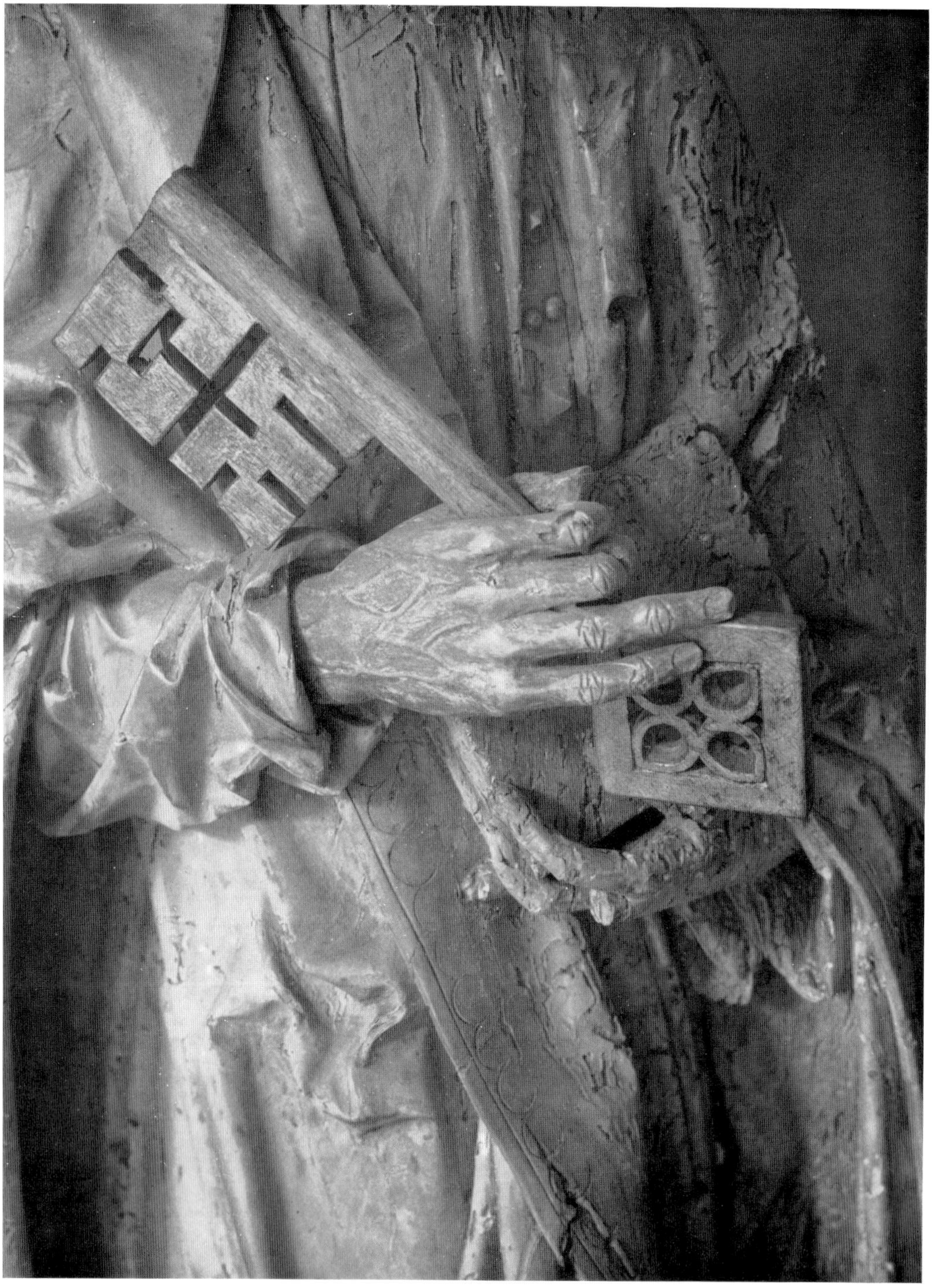

Hände des Petrus

Windsheimer Altar in Heidelberg

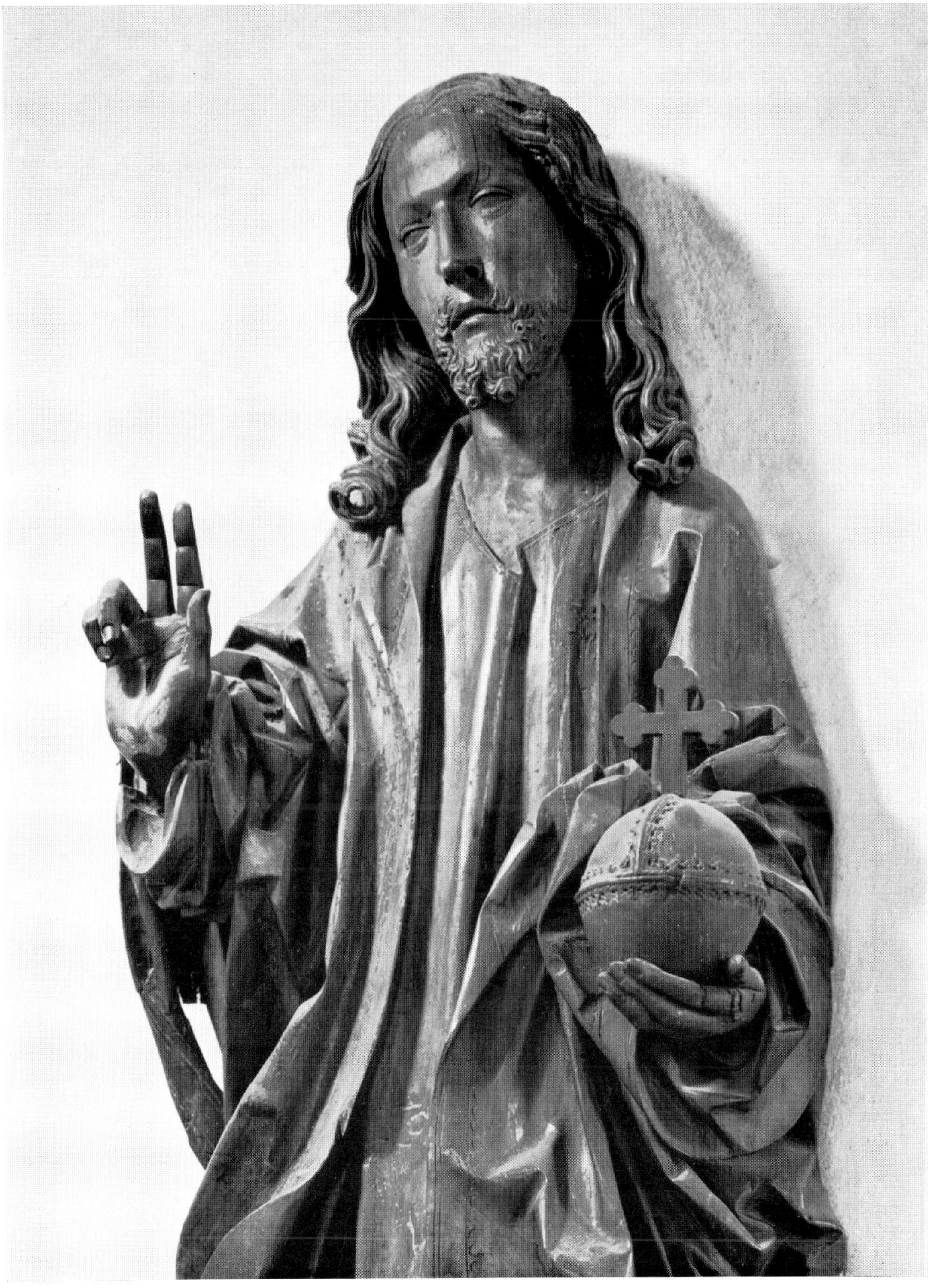

Christus

1509–1510. (Vom einstigen Hochaltar des Würzburger Doms?) Biebelried, Pfarrkirche

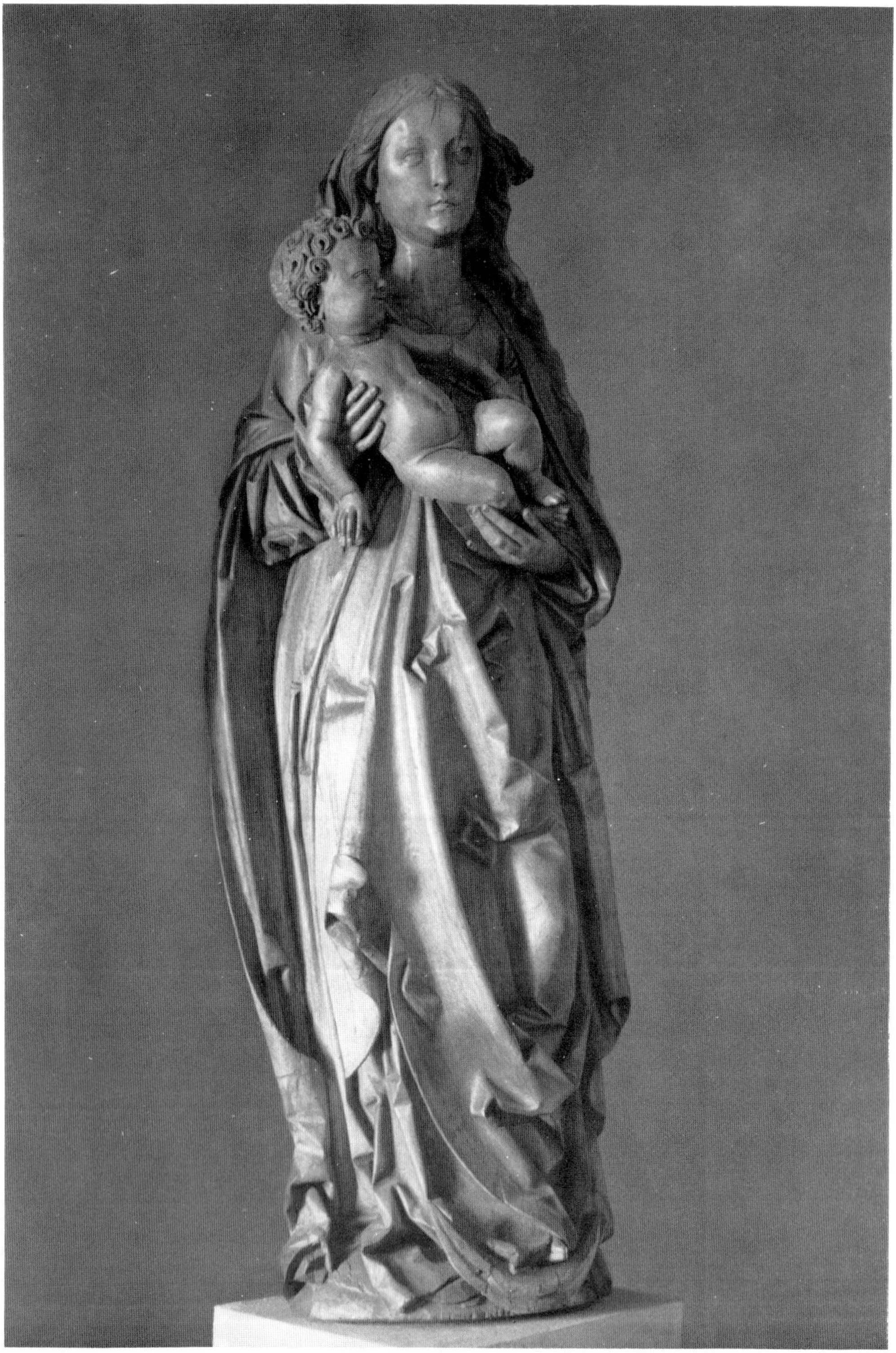

Maria mit dem Kinde

Um 1510. Würzburg, Mainfränkisches Museum

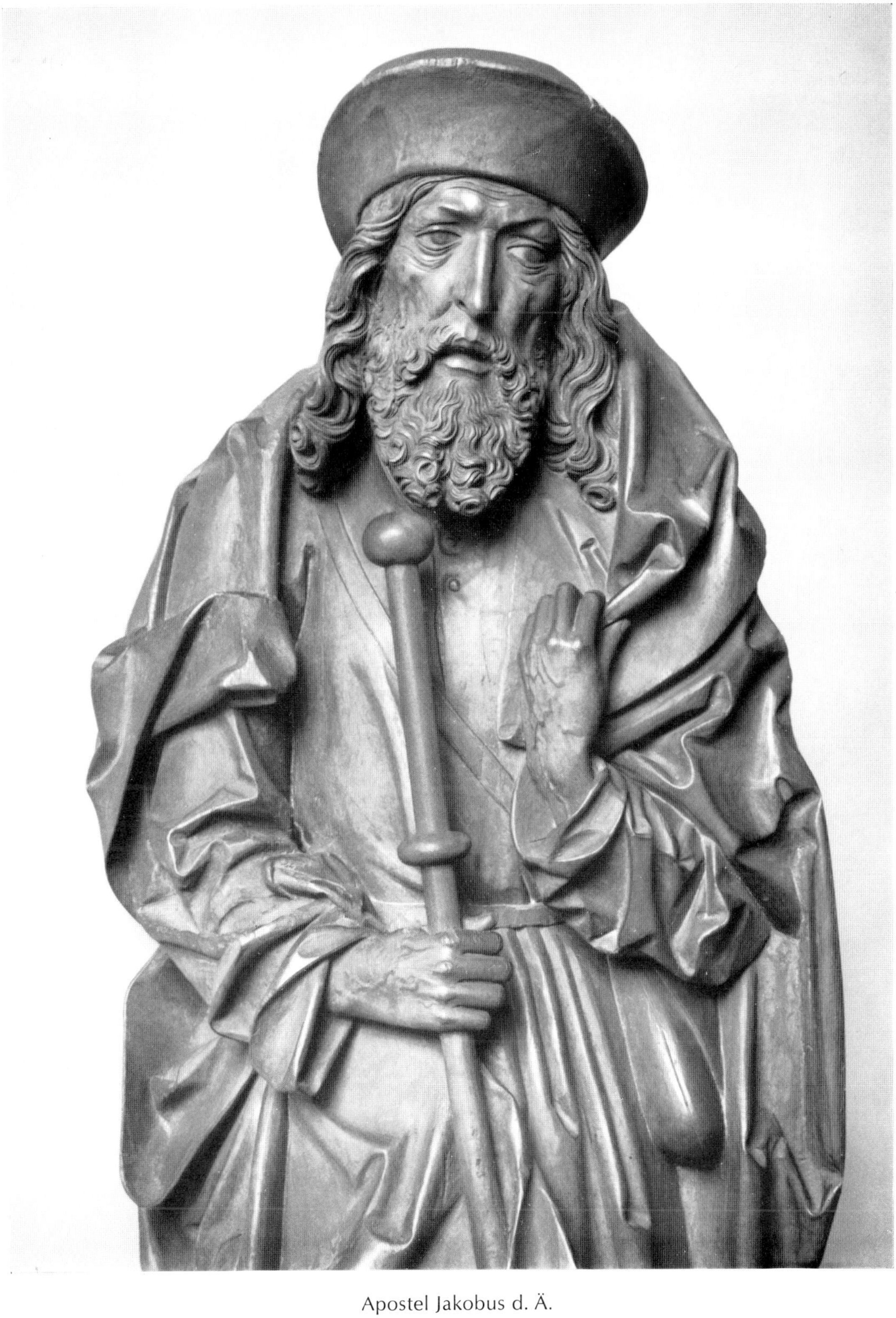

Apostel Jakobus d. Ä.

Um 1510. Bayerisches Nationalmuseum, München

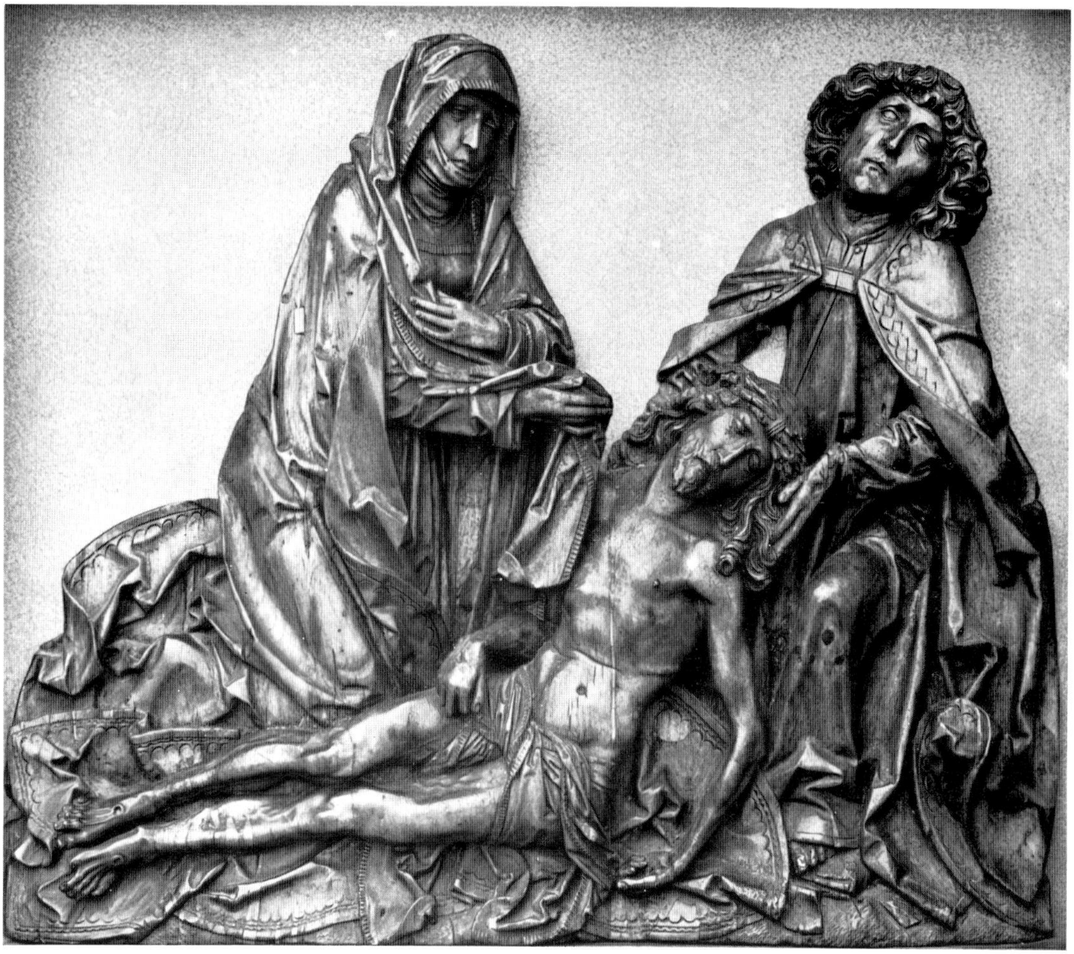

Beweinung Christi

Vor 1508. Würzburg, Universitäts-Sammlungen

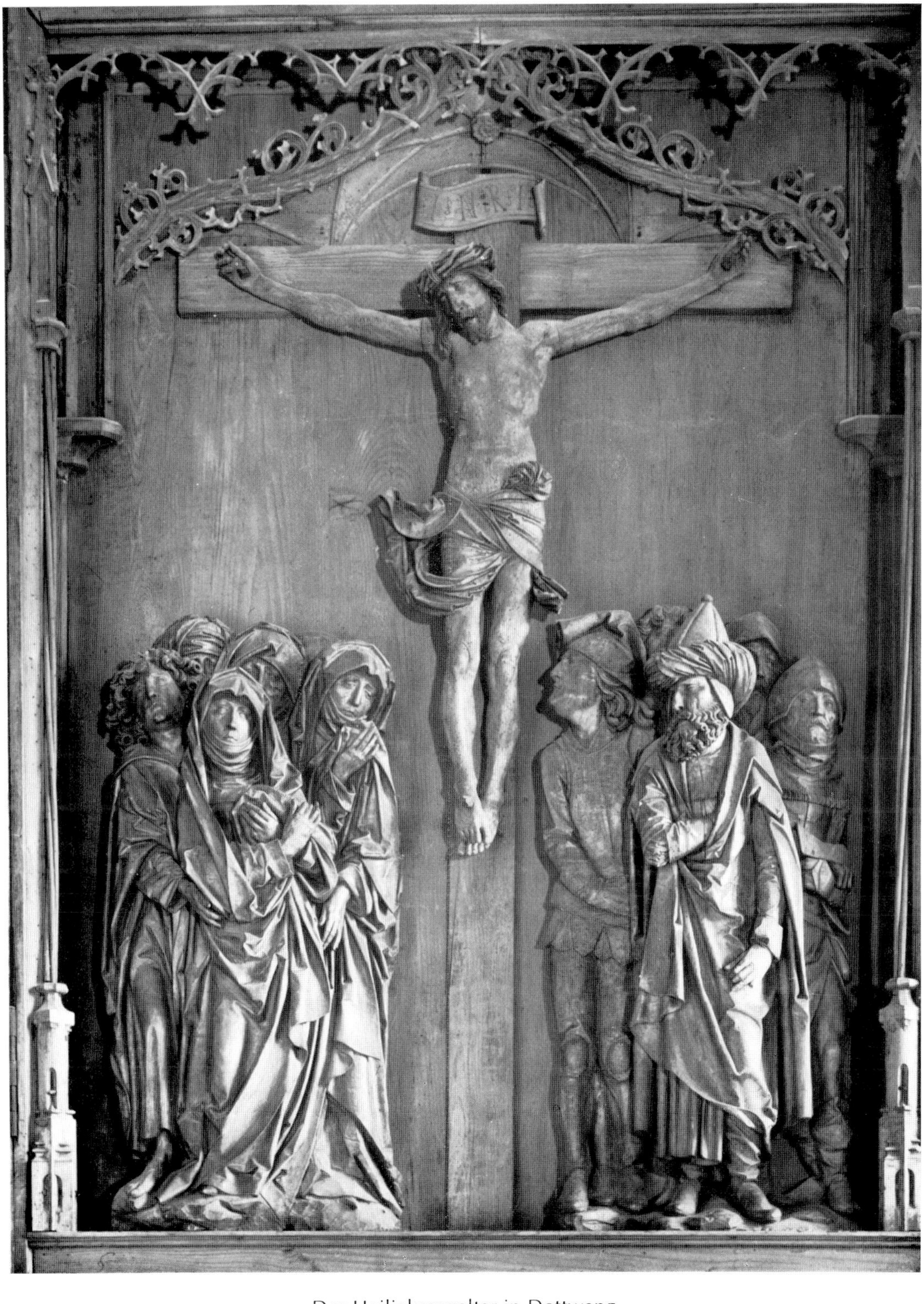

Der Heiligkreuzaltar in Dettwang

Um 1510–1513

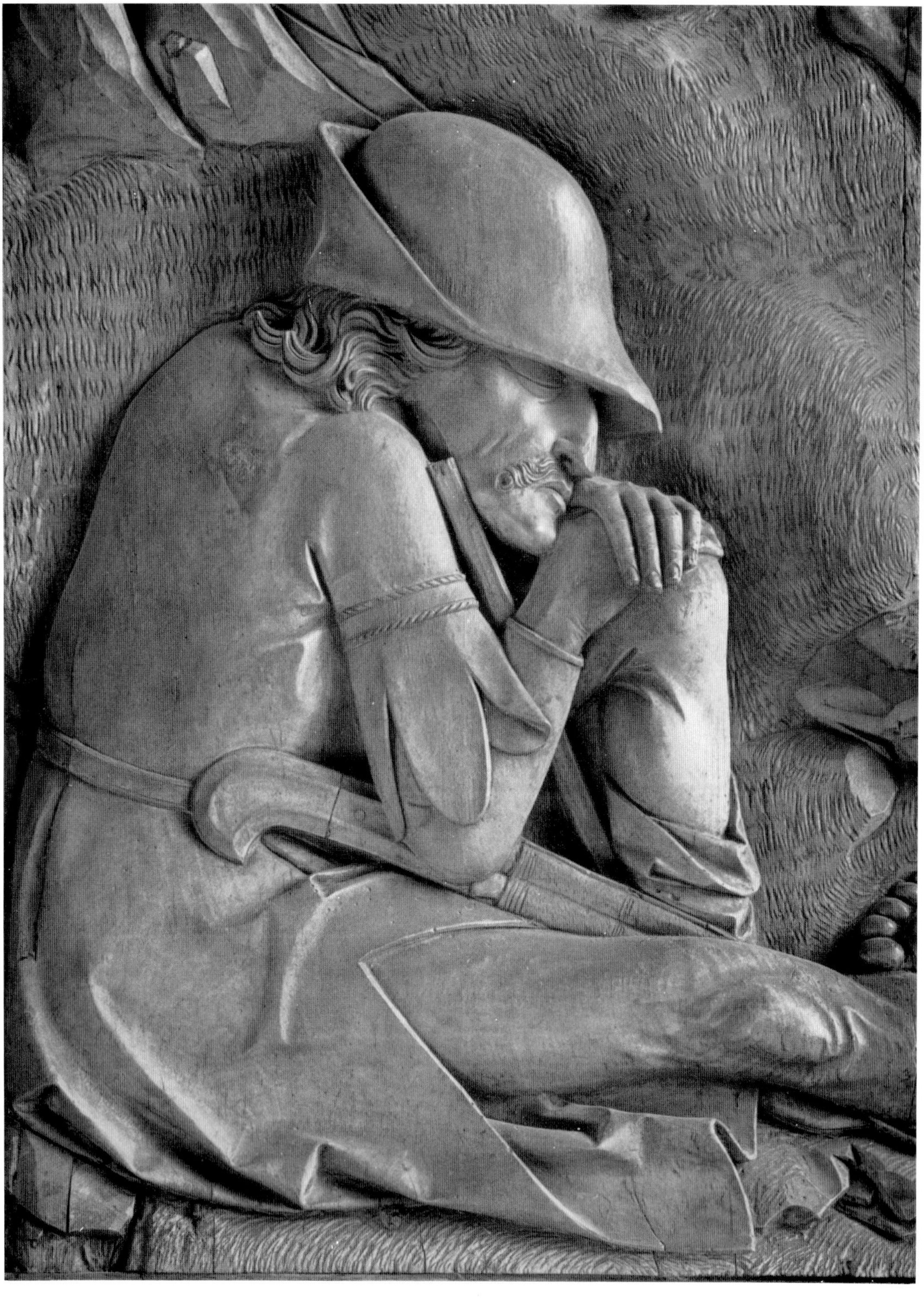

Schlafender Wächter

Rechter Flügel des Heiligkreuzaltars in Dettwang

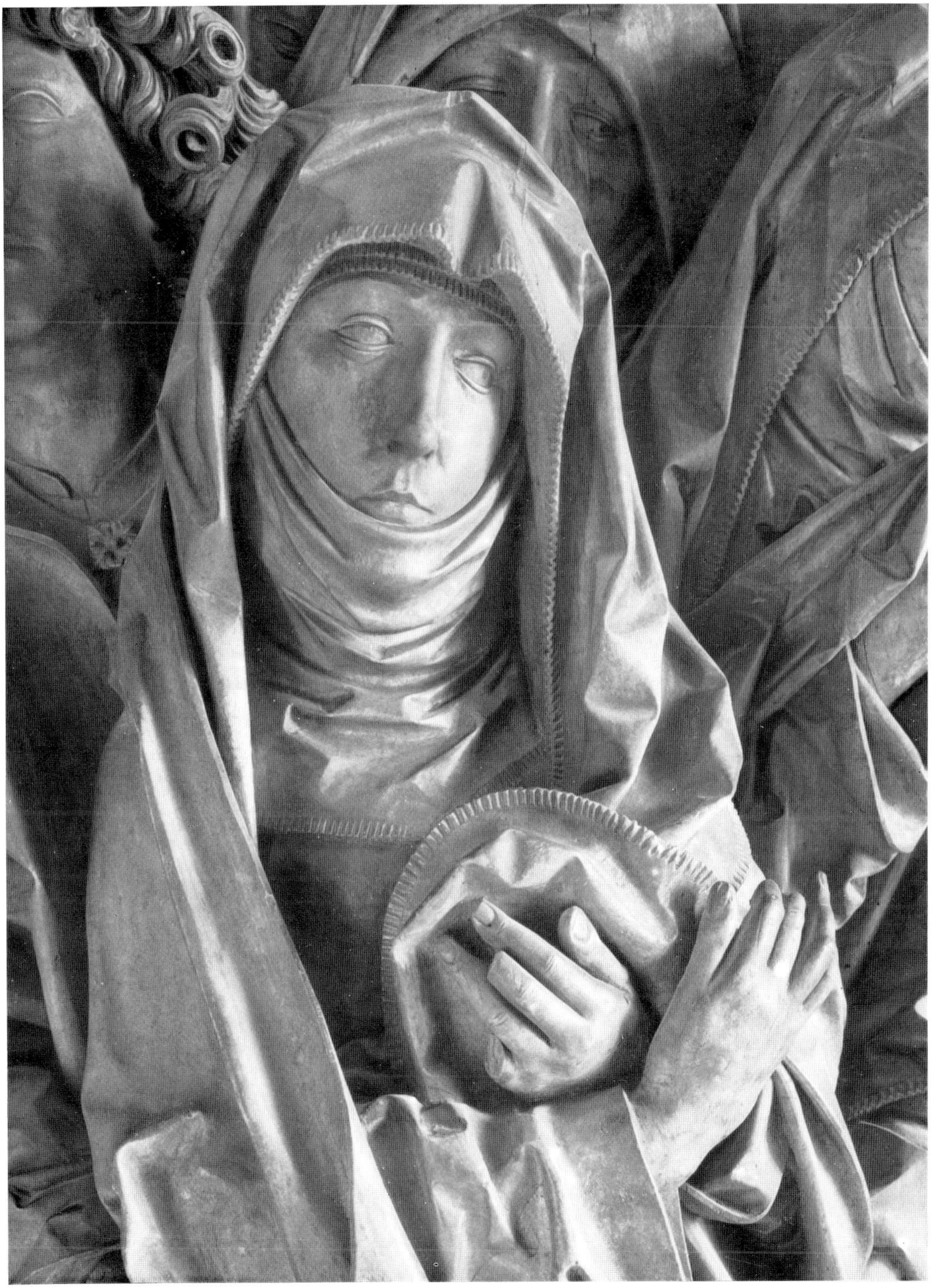

Trauernde Maria

Heiligkreuzaltar in Dettwang

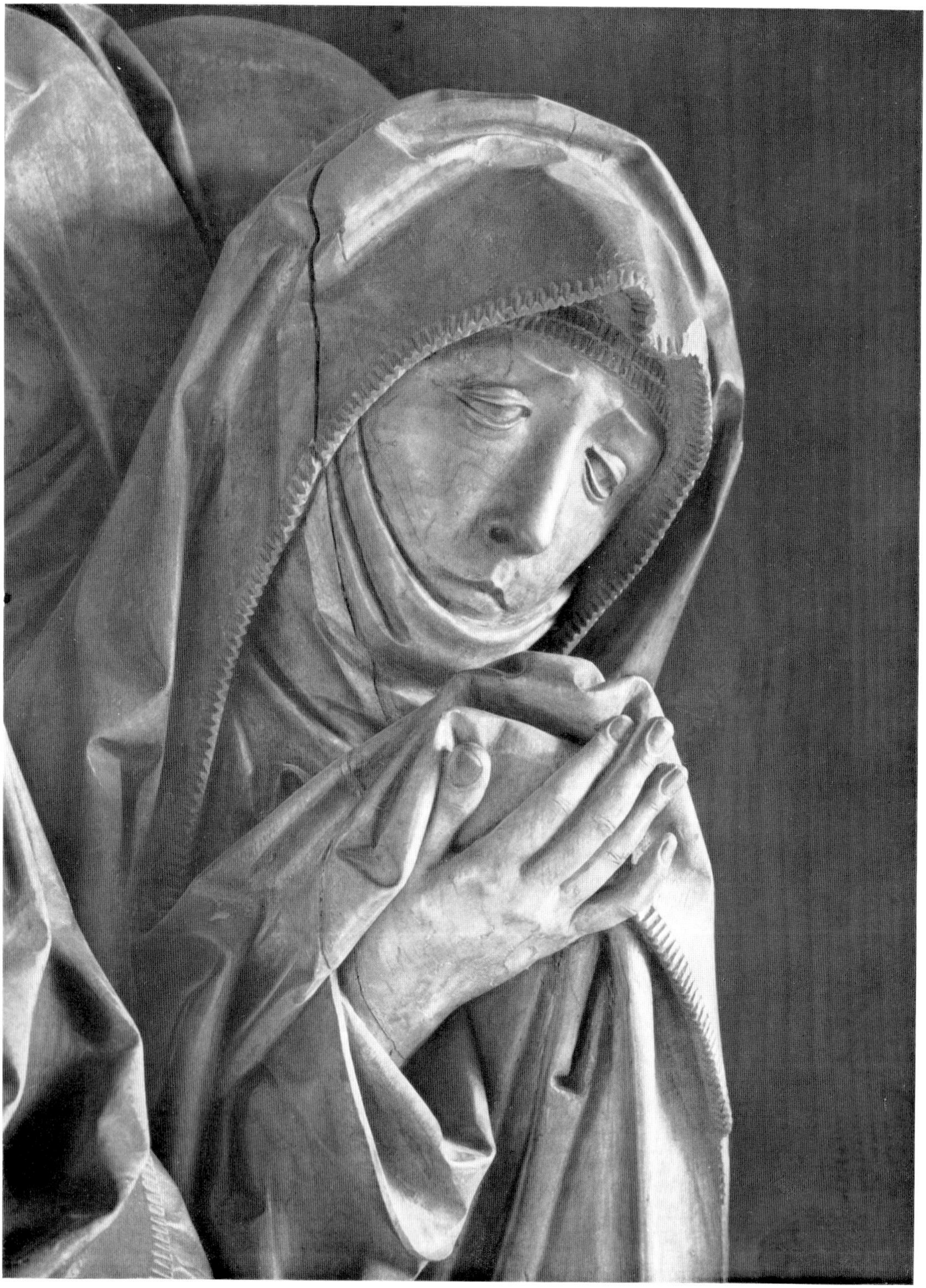

Trauernde

Heiligkreuzaltar in Dettwang

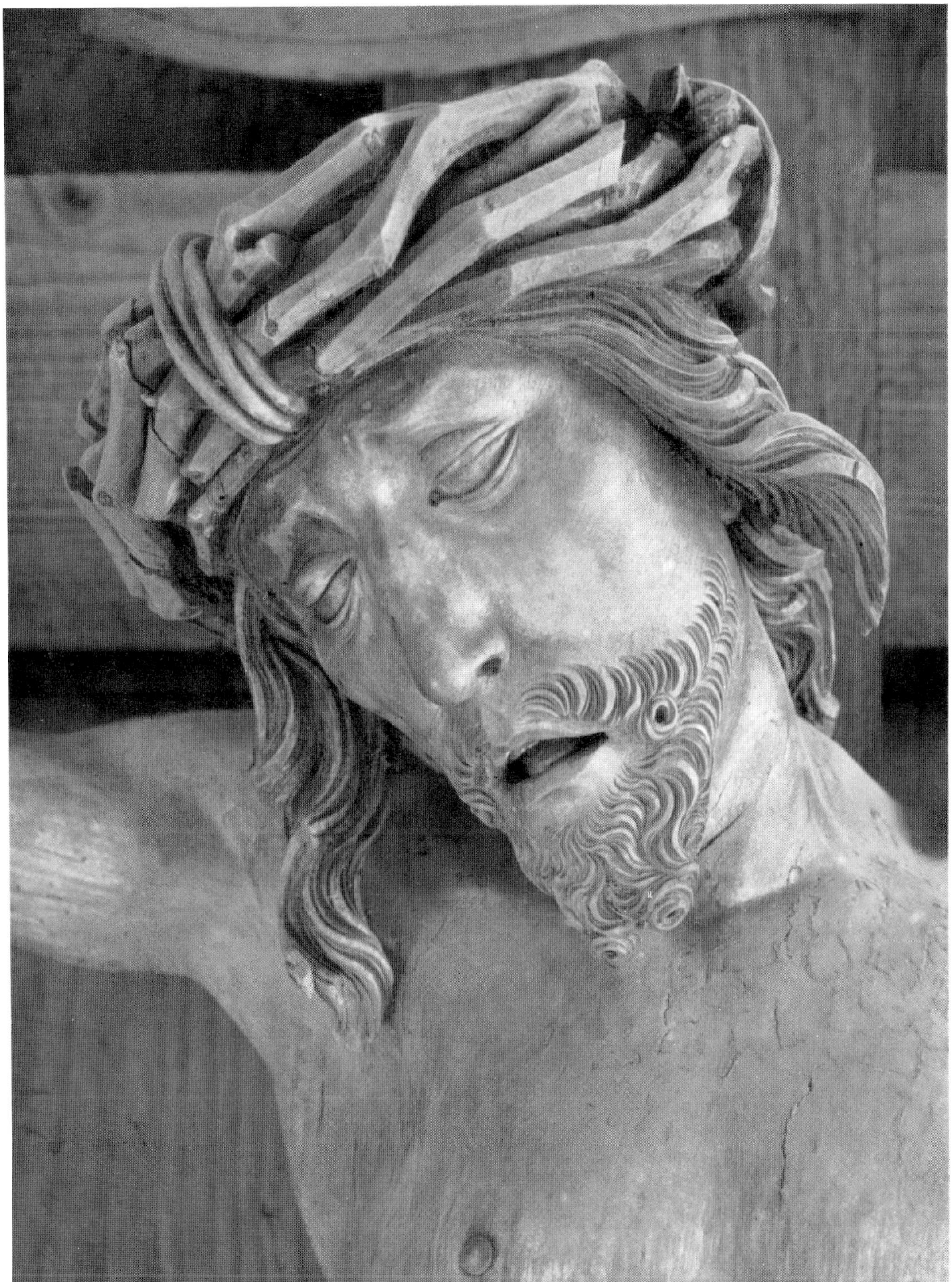

Christus

Heiligkreuzaltar in Dettwang

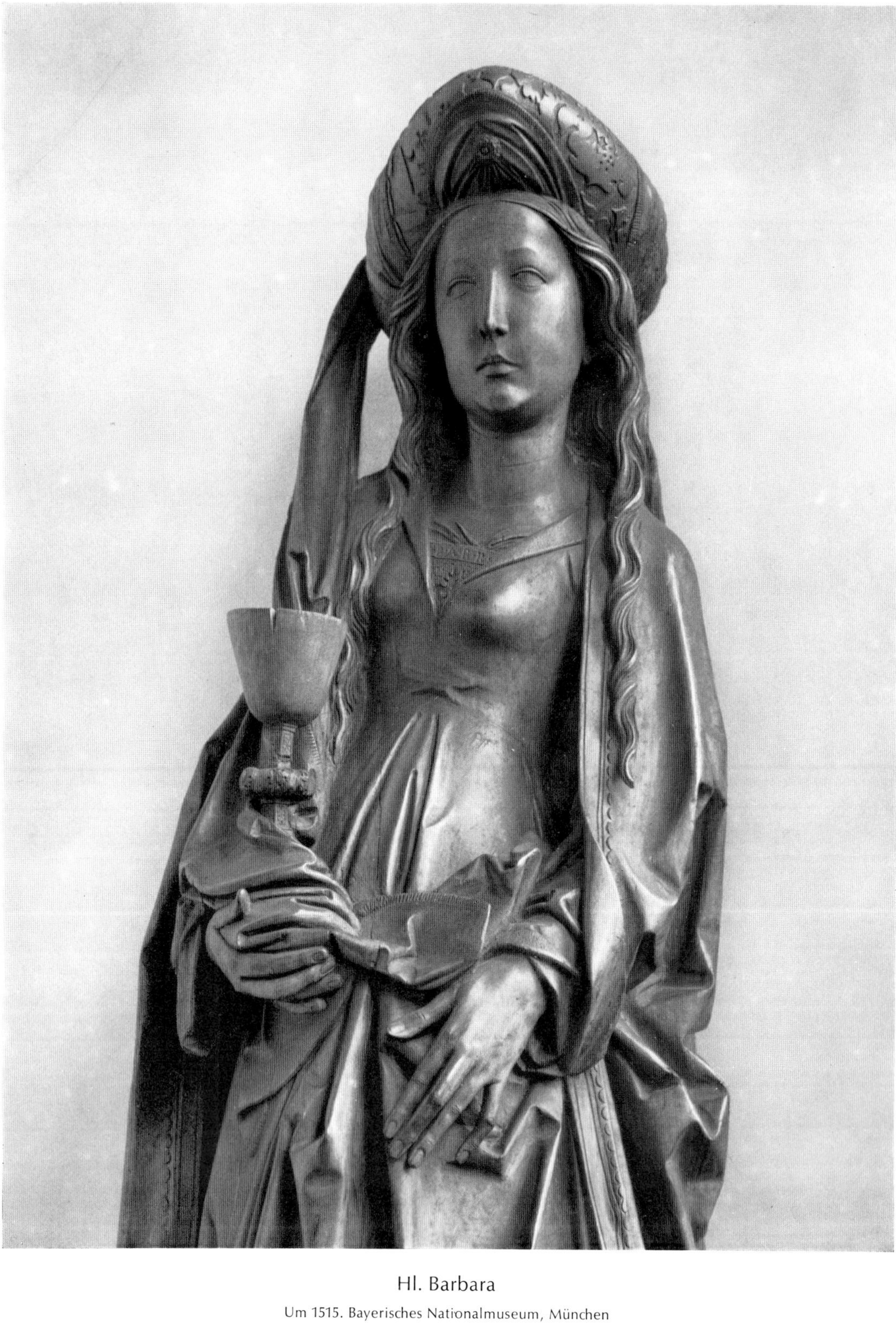

Hl. Barbara

Um 1515. Bayerisches Nationalmuseum, München

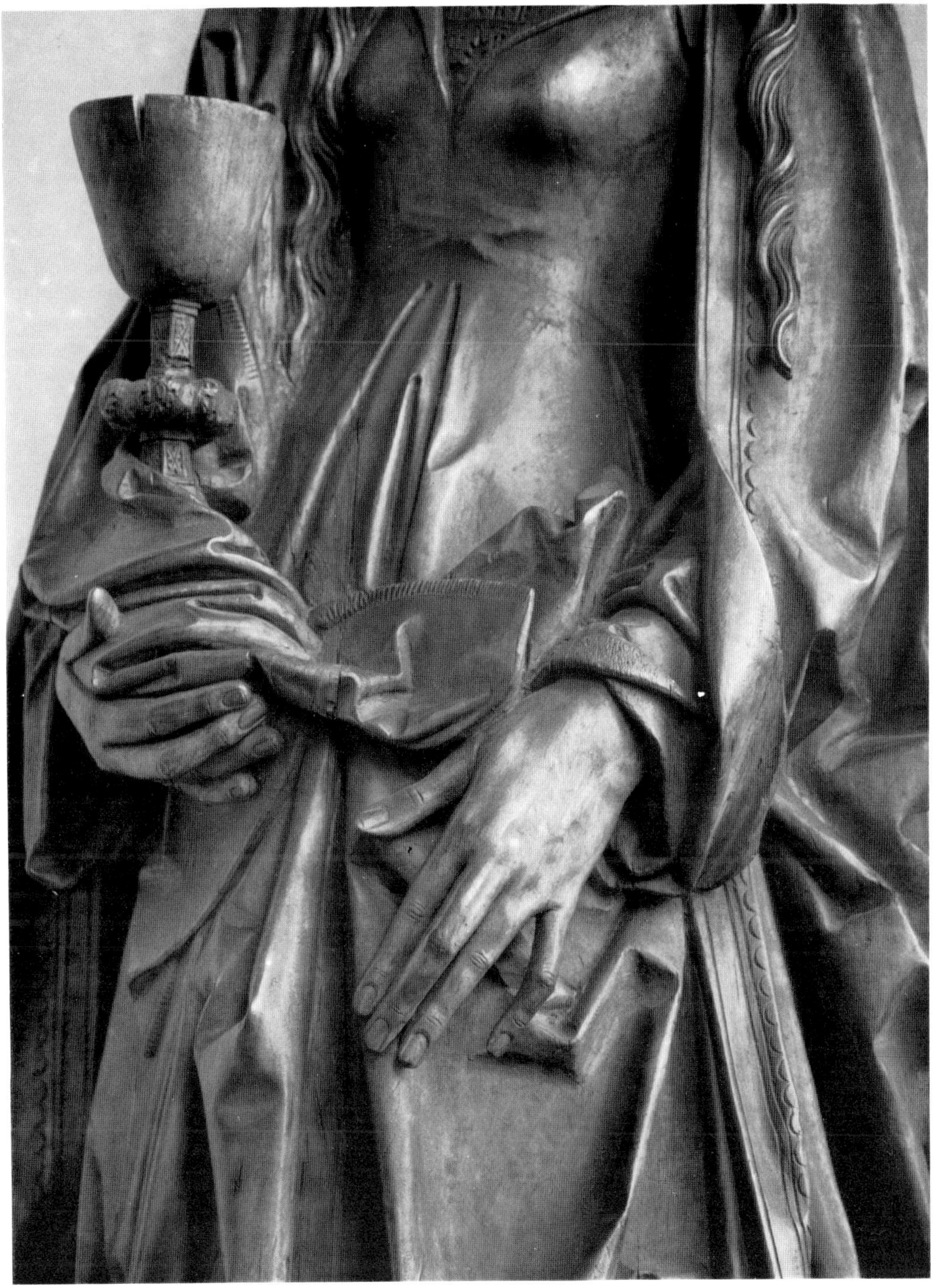

Hl. Barbara

(Ausschnitt) Bayerisches Nationalmuseum, München

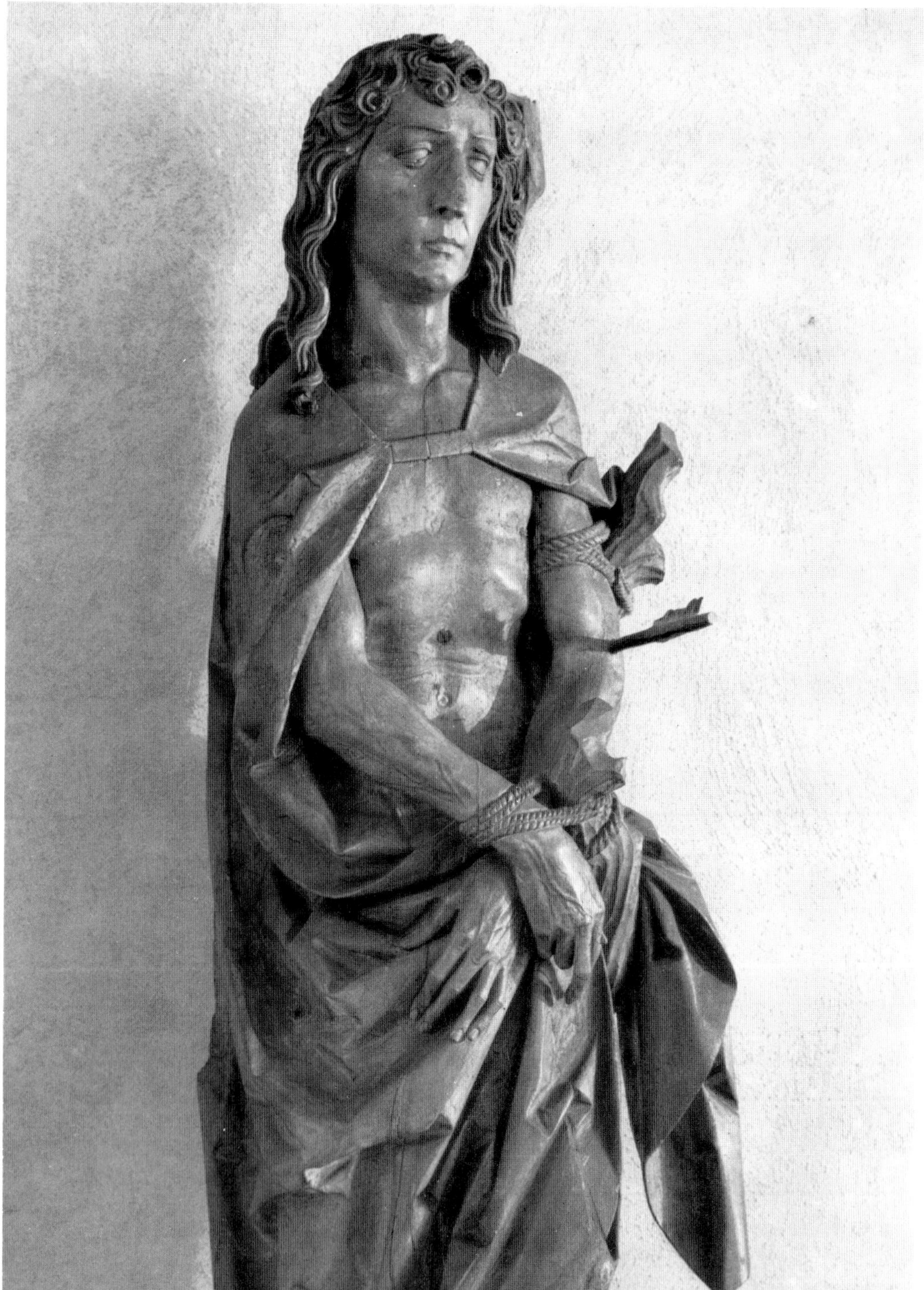

Hl. Sebastian

Um 1516. Würzburg, Mainfränkisches Museum

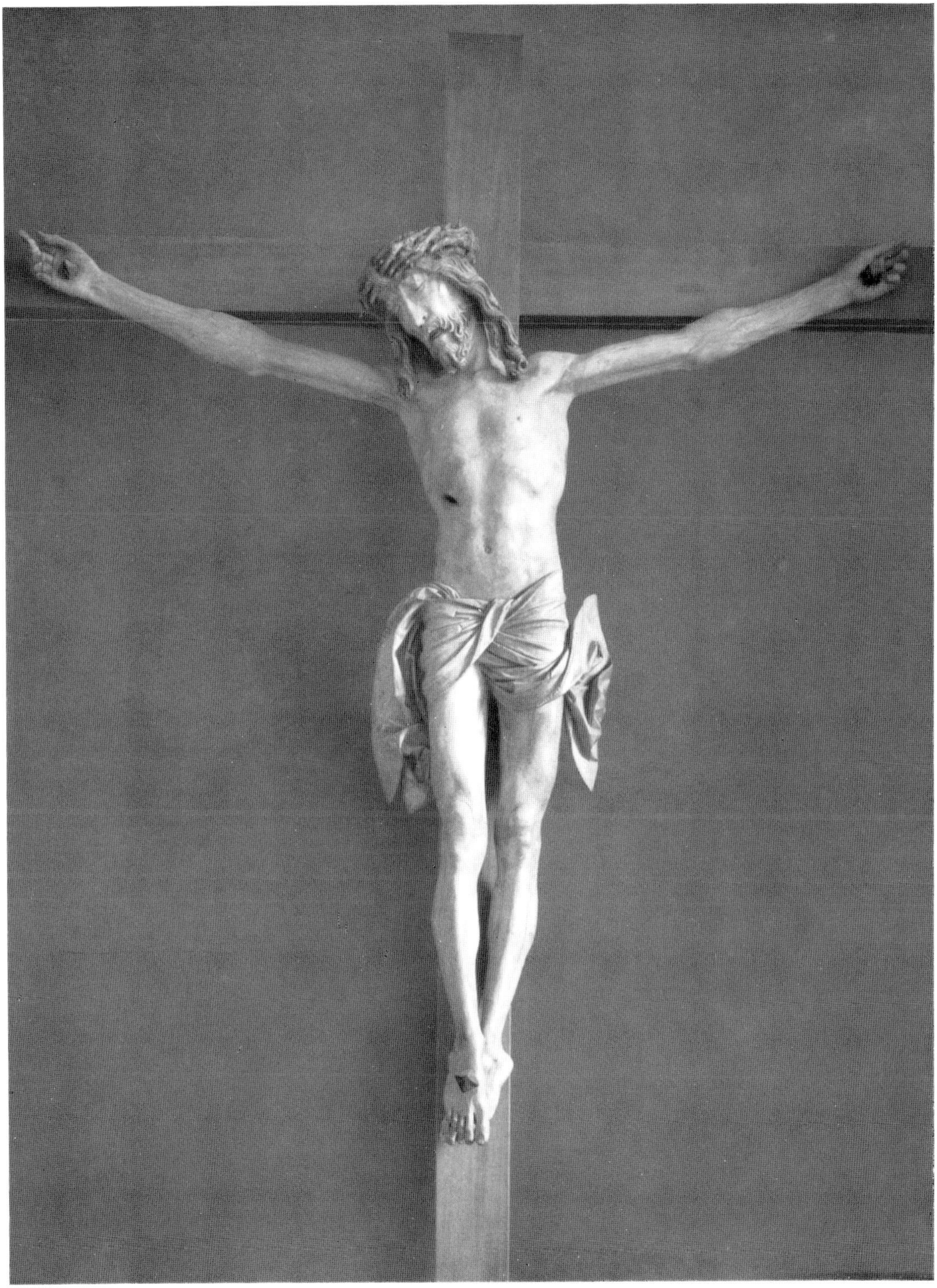

Christus am Kreuz

1516. Steinach a. d. Saale, Pfarrkirche

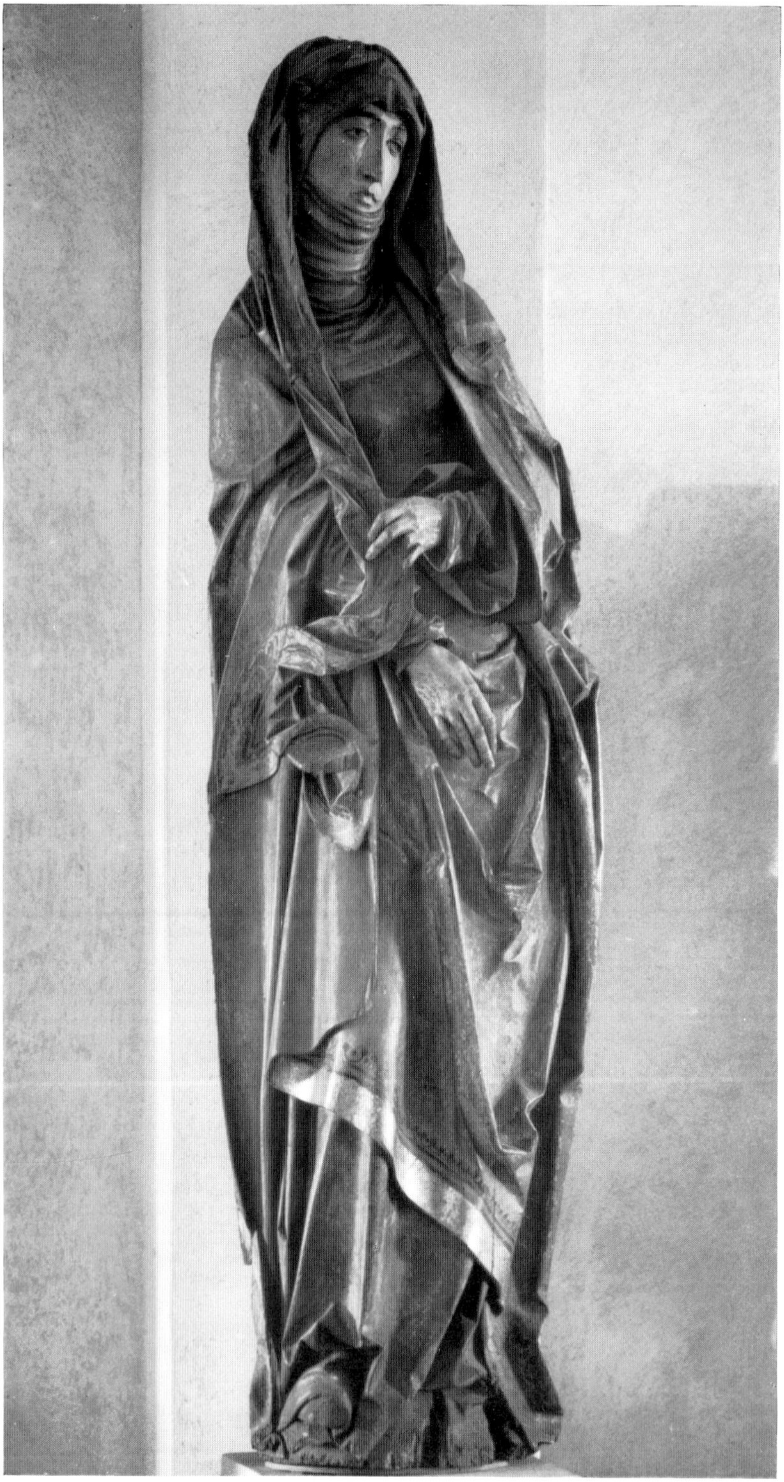

Trauernde Maria aus Acholshausen

Um 1518. Jetzt im Mainfränkischen Museum, Würzburg

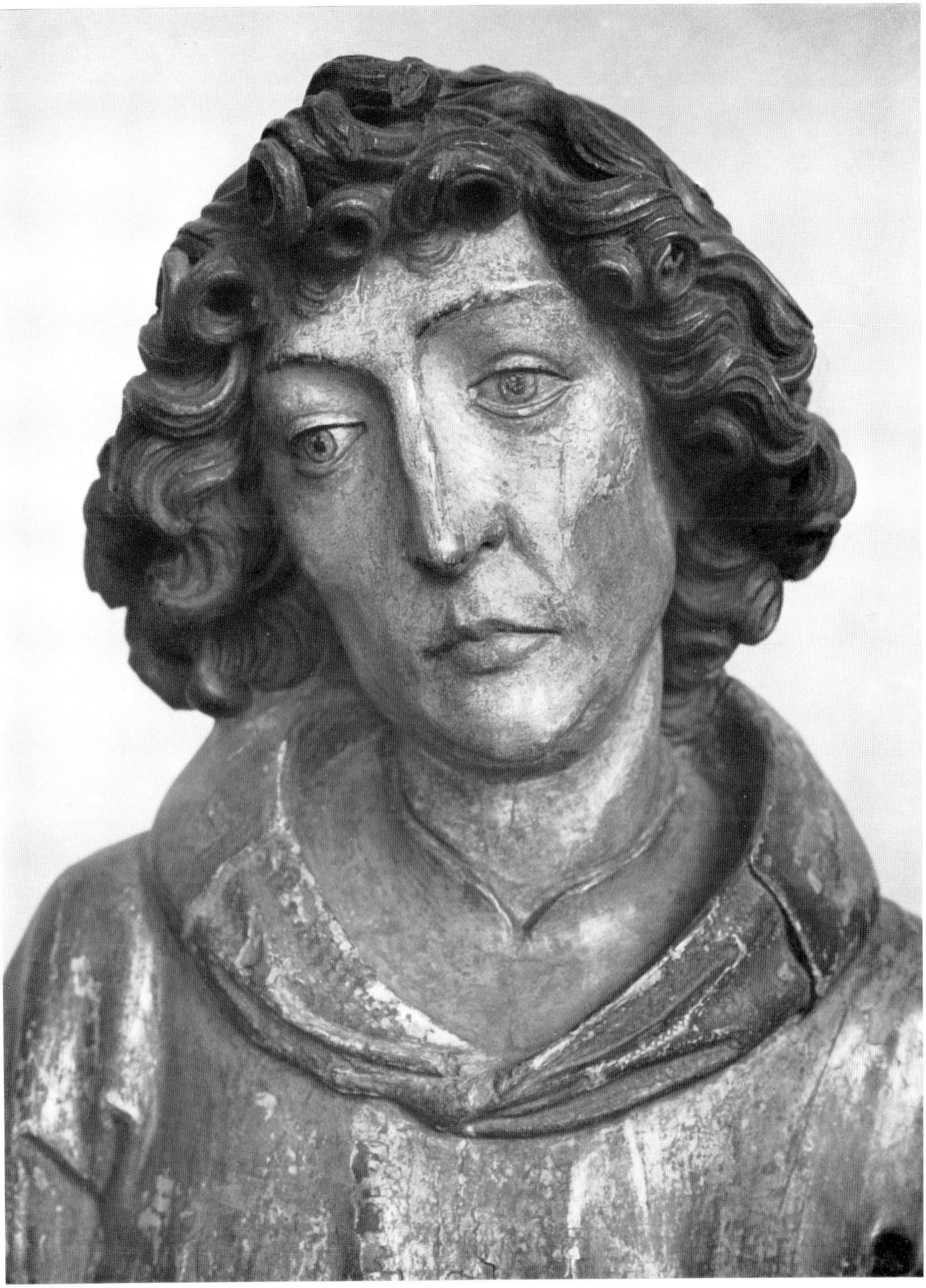

Ein hl. Diakon

Um 1520/30, wohl eigenhändig, mit alter Fassung. Stiftung Preußischer Kulturbesitz, Staatliche Museen, Berlin-Dahlem

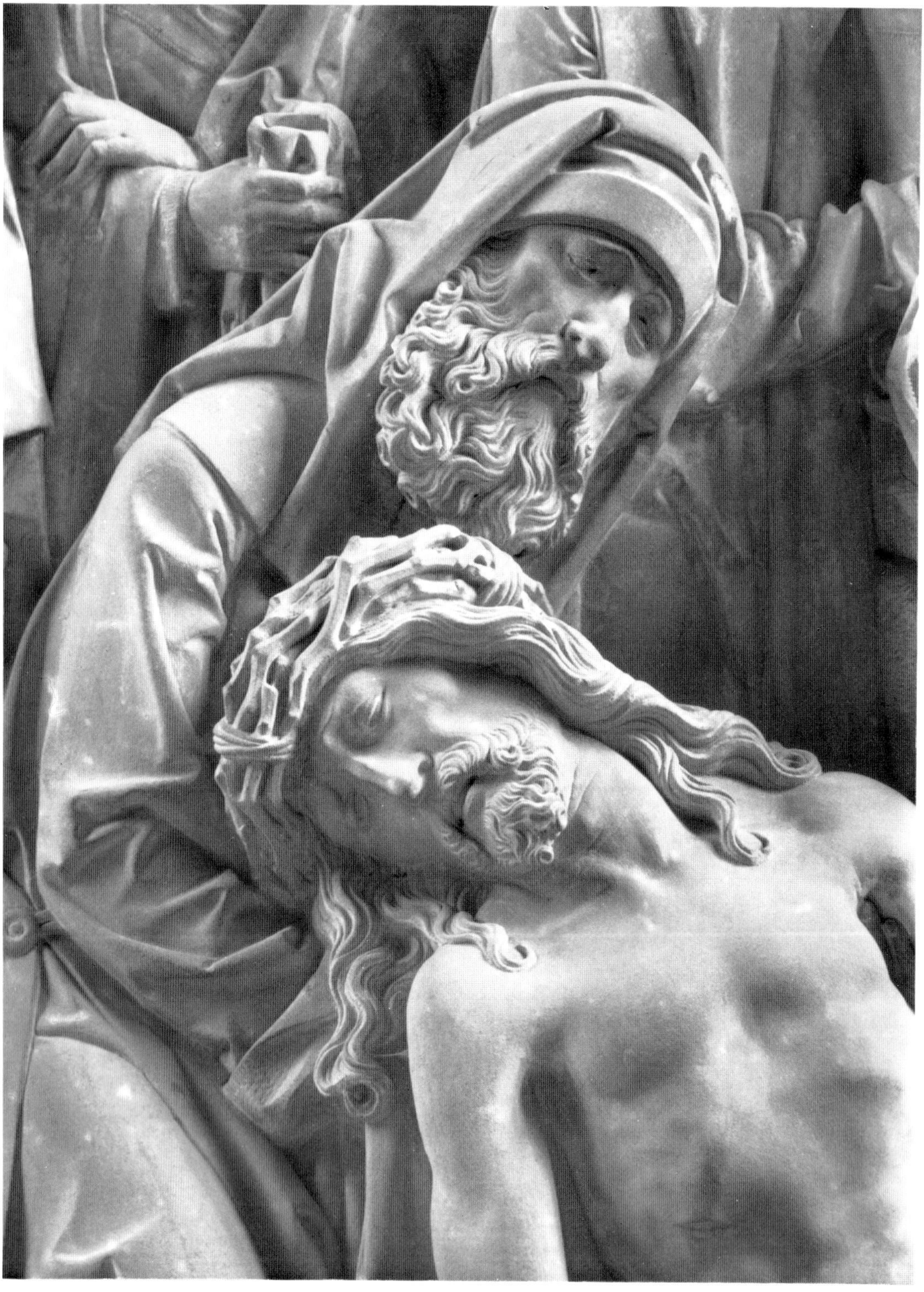

Christus und Josef von Arimathia

Hochaltar in Maidbronn

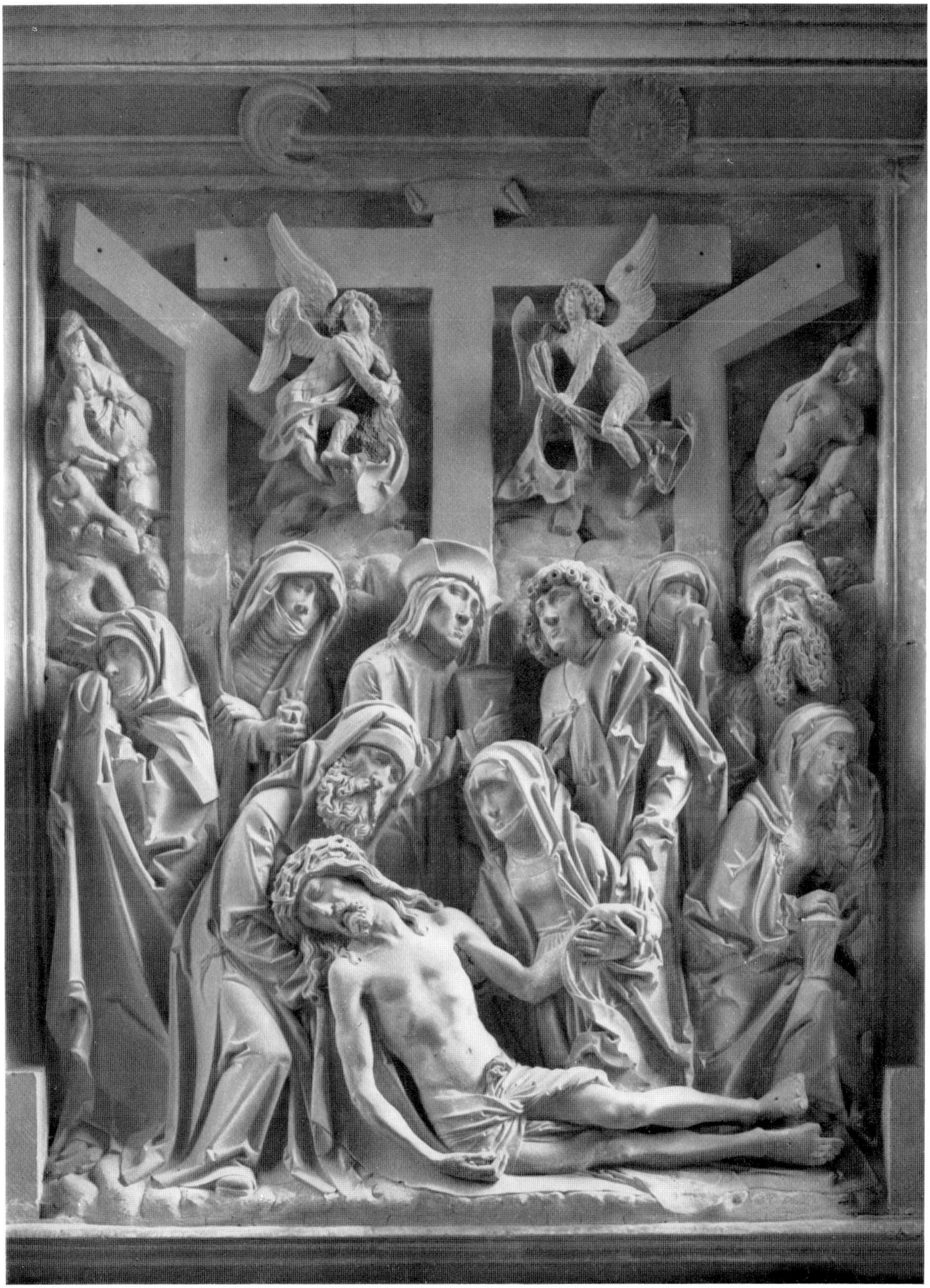

Beweinung Christi

1520–1525. Hochaltar der Pfarrkirche in Maidbronn

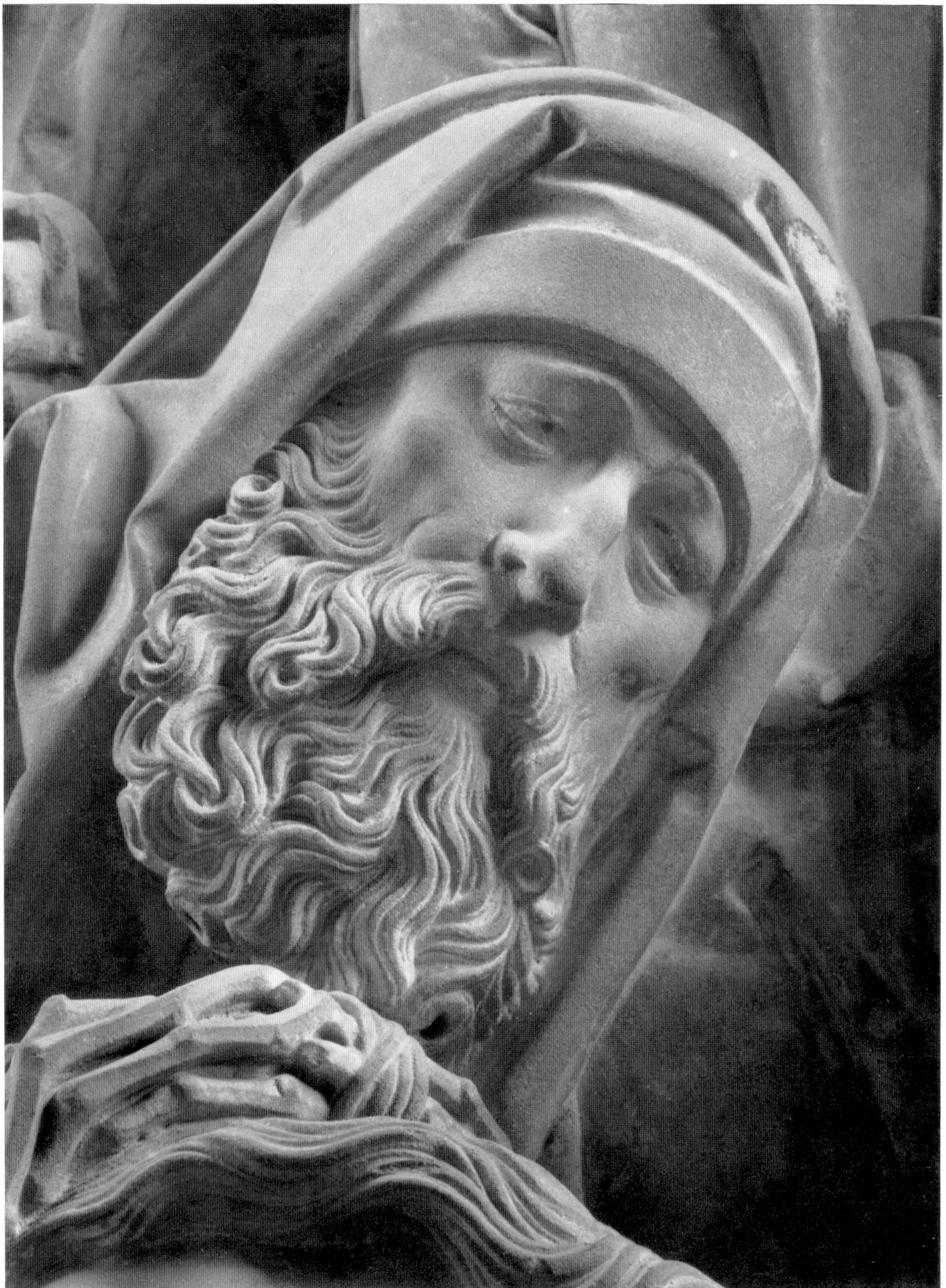

Josef von Arimathia

Hochaltar in Maidbronn

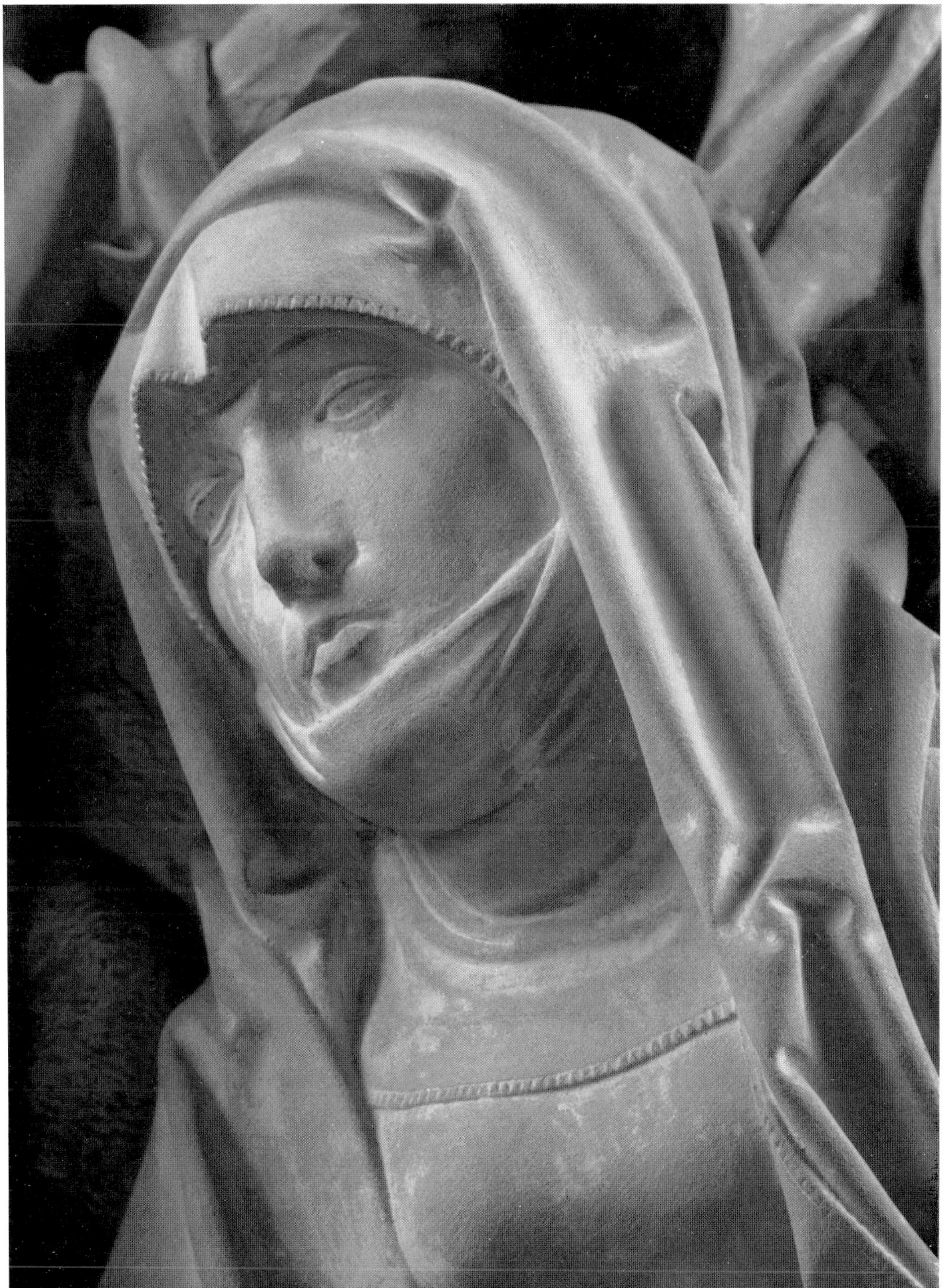

Trauernde

Hochaltar in Maidbronn

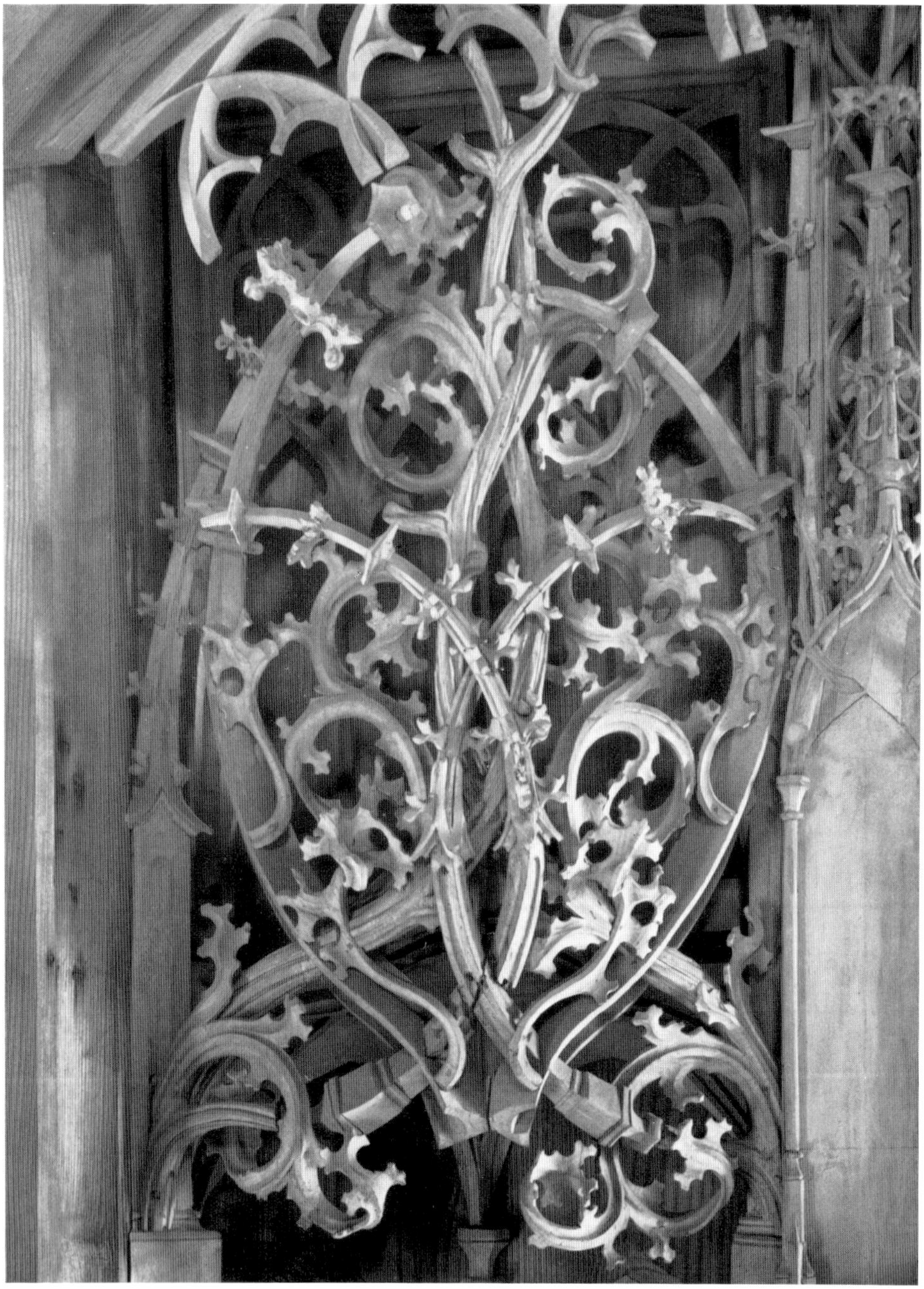

Baldachin im Schrein des Creglinger Marienaltars